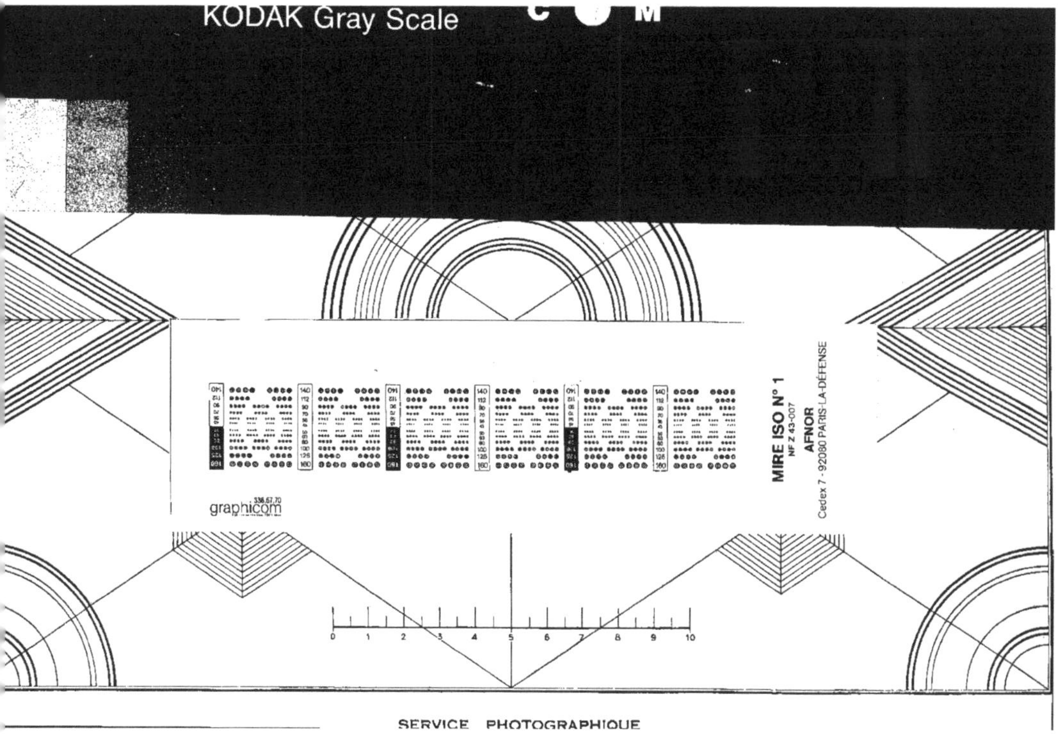

AF476009

4. Jaeg. Denon

NOTES HISTORIQUES

SUR LES HOPITAUX ÉTABLIS A PARIS,

POUR TRAITER

LA MALADIE VÉNÉRIENNE.

Par le Chirurgien en chef
de l'Hopital des Vénériens.

(Cullerier)

A PARIS.

An XI.

Ces Notes sont extraites d'une Histoire de Paris, par Félibien; *des registres des Administrations de l'Hotel-Dieu, de l'Hopital-Général et des Petites-Maisons. Je les ai fait imprimer pour m'éviter l'embarras que j'ai eu plusieurs fois, d'en faire faire des copies manuscrites. Je me suis arrêté au commencement de l'an* 10, *parce que c'est à cette époque que j'avois fait faire ma dernière copie. Pour venir jusqu'au tems présent,* (Prairial an 11,) *il m'eût fallu faire plusieurs changemens sur les points d'amélioration dont nous sommes redevables au Conseil et à la Commission administrative actuels.*

NOTES HISTORIQUES

SUR LES HOPITAUX ÉTABLIS A PARIS,

POUR TRAITER

LA MALADIE VÉNERIENNE.

LA MALADIE VÉNÉRIENNE fut connue à Paris, d'une manière authentique, le 6 mars 1497 ; ce qui est constaté par un arrêt du Parlement, daté de ce jour ; mais il y avoit déjà deux ans que cette maladie s'étoit manifestée dans la Capitale. Lorsqu'elle commenca à paroître, elle ne fixa pas beaucoup l'attention du public et des magistrats ; du moins aucun acte public n'en fait mention. On conçoit bien que ceux qui avoient gagné la grosse vérole, pour me servir de l'expression adoptée alors, étoient d'abord en petit nombre ; qu'il n'y avoit pas d'accidens aussi graves qu'ils le furent par la suite ; que ceux qui étoient infectés durent croire que leur maladie étoit une espèce de lèpre, et éviter de paroître en public.

La Maladie Vénérienne se présentant à cette

époque, le plus ordinairement, sous forme de rugosités et de pustules qui attaquoient toutes les parties du corps indistinctement ; le visage, les mains en furent couverts, et le mal ne put être caché plus long-tems.

C'est alors que le Parlement crut devoir s'occuper de cette maladie devenue trop commune et trop publique, pour échapper à sa surveillance. Après en avoir conféré avec les Magistrats du Châtelet, l'Évêque de Paris, les Échevins et autres personnes distinguées, il ordonna :

Arrêt du Parlement, relatif au mal Vénérien.
1497.

« 1°. Que les étrangers venus à Paris avec la » grosse vérole, seroient renvoyés dans le pays » où ils étoient nés, ou qu'ils habitoient précédem- » ment.

» 2°. Que les gens aisés se tiendroient cachés » chez eux, jusqu'à parfaite guérison.

» 3°. Que les artisans et ouvriers pourroient rester » dans leurs maisons, et s'y faire traiter, en de- » mandant des secours aux Curés et aux Marguilliers.

» 4°. Que les pauvres sans domicile, sans » parens, et privés de toute ressource, se retire- » roient dans le bourg de Saint-Germain-des-Prés, » (actuellement le fauxbourg Saint-Germain) où » on avait établi un hopital pour les recevoir. »

On voit combien le premier article de cet arrêt étoit peu politique, combien il concouroit à propager cette cruelle maladie, en disséminant dans les provinces ceux qui en étoient atteints; mais le but principal du Parlement fut de préserver Paris et la Cour de la contagion. Alors on croyoit que le contact d'une partie quelconque du corps, que la cohabitation dans une même maison, que l'haleine, les habillemens d'un infecté, pouvoient communiquer l'infection.

Les étrangers qu'on renvoyoit, étoient ou des mendians, ou des pauvres artisans, puisqu'on prit la précaution de leur faire compter à chacun quatre sols parisis, pour frais de route. Il y eut deux bureaux établis à cet effet; l'un, à la porte Saint-Denis; l'autre, à la porte Saint-Jacques.

N'eut-il pas été bien plus prudent, bien plus humain, de ne faire qu'une même classe de ces étrangers et des pauvres qui ne furent pas compris dans la loi du banissement, et de les faire traiter tous ensemble, sauf à les renvoyer après?

Hopital établi dans le bourg Saint-Germain.

1497.

Les pauvres nés à Paris, fixèrent davantage l'attention des magistrats. Tout en prenant ces précautions pour garantir la capitale de l'infection, ils donnèrent une partie de leurs soins aux malheureux qui en étoient déjà les victimes; ils choisirent un local dans le bourg Saint-Germain-des-Prés ; ils y formerent un Hopital ; ils mirent une taxe sur les habitans de Paris, afin de pourvoir à la formation et à l'entretien de cet établissement charitable.

La peine de la hart, c'est-à-dire la peine de mort, fut prononcée contre les malades étrangers et banis, ainsi que contre les pauvres envoyés dans le nouvel hopital, s'ils rentroient dans Paris avant parfaite guérison. Ceux à qui on permettoit de rester dans leurs maisons devoient être mis en prison ou banis comme les étrangers, s'ils étoient rencontrés dans les rues.

Telle fut la fondation du premier hopital de Vénériens. Le lieu qu'on choisit étoit incommode et mal-sain; le bourg Saint-Germain, devenu par la suite, un des quartiers brillans de Paris, étoit un petit bourg composé de quelques chaumières où les plus pauvres artisans se retiroient. (1) Il étoit entouré de prairies marécageuses qui ne se desséchoient jamais complettement, et qui, dans

(1) A-peu-près dans ce tems, on avoit établi un droit de péage aux portes de Paris, sur les piétons. Les habitans du bourg Saint-Germain présentèrent une requête pour en être exempts, à cause de leur pauvreté, étant tous des manœuvres et gagne-deniers, obligés d'entrer tous les jours dans la ville, pour y gagner leur vie....

l'été, donnoient des exhalaisons dangereuses. Les vérolés durent guérir difficilement, et même gagner d'autres maladies dans un semblable atmosphère.

Deux mois après, le Parlement fit donner au nouvel hopital une somme de soixante livres *parisis*, provenant de différens exploits et amendes. Sans doute que la taxe imposée aux parisiens n'étoit pas suffisante, ou n'étoit pas encore perçue. D'ailleurs, les dépenses ou achats de meubles et ustensiles nécessaires, les indemnités à accorder à ceux dont on on avoit pris les maisons, durent absorber promptement les fonds mis à la disposition des administrateurs.

Une remontrance de l'Évêque de Paris au Parlement prouve combien peu on avoit pourvu aux dépenses nécessaires pour ce nouvel établissement.

« Quoique déjà, dit cet Evêque, un grand » nombre de malades soit guéri, cependant cette » maison si utile a encore de grands et pressans » besoins ; toutes les sommes qui lui ont été allouées » sont employées, les aumônes ont été rares, la » taxe ordonnée se lève difficilement : je prie la » Cour de faire quelques aumônes, ou d'assigner » quelques revenus. J'offre une somme de quinze » à seize écus qui sont dans mon greffe depuis » quelque tems ».

Le Parlement accepta l'argent offert, et en ordonna le versement à la caisse de l'administration ;

mais, on ne voit pas qu'il ait fait d'aumônes, qu'il ait pressé la levée de la taxe arriérée, ni qu'il ait indiqué d'autres ressources.

L'arrêt du Parlement qui fondoit un hopital pour les hommes vérolés, en promettoit un pareil pour les femmes attaquées de la même maladie : rien n'annonce que cet établissement ait eu lieu. Comme les fonds manquèrent bientôt pour l'hopital des hommes, probablement, parce que les dépenses s'élevèrent au-delà des recettes présumées, il ne fut pas possible de s'occuper d'un second établissement.

Les étrangers banis au mois de mars 1497, et les pauvres de l'hopital Saint-Germain, ne tardèrent pas à rentrer dans Paris. Les étrangers mal reçus dans les endroits où ils voulurent se retirer, dépourvus de toutes les ressources que l'on trouve dans une capitale, ne tardèrent pas à y affluer; ceux de l'hopital en firent autant, soit que les symptômes extérieurs eussent disparu, soit qu'on ne leur fournît pas ce qui étoit nécessaire, vu la pénurie des fonds. Il n'étoit pas possible de suivre à la rigueur l'arrêt du Parlement ; on eut eu trop d'éxécutions à faire. D'ailleurs, comment punir les premiers de ce qu'ils ne gardoient pas leur ban, si on refusoit de les recevoir dans les endroits où ils vouloient se retirer? Comment exiger que les autres restâssent dans un hopital où on n'avait pas de quoi les alimenter?

Ordonnance du Prévôt de Paris, contre les Vénériens.

Le 25 juin 1498, le Prévôt de Paris renouvella les ordonnances faites par le Parlement contre les vérolés. A cette époque ils circuloient publiquement dans les rues de Paris ; l'hopital Saint-Germain étoit abandonné ; on craignit de nouveau la contagion, et cette crainte provoqua la sévérité du Magistrat : mais cette sévérité fut mitigée ; l'arrêt du Parlement menaçoit de mort les délinquans ; l'ordonnance du Prévôt les menaçoit seulement de les jetter à la rivière. La premiére peine étoit barbare, la seconde étoit ridicule. Au surplus, je n'ai pas vu que ces peines aient réellement été infligées.

L'ordonnance du Prévôt de Paris est le dernier réglement répressif fait contre les vénériens ; du moins, l'histoire ne nous en a transmis aucun autre. Ce fut à peu près à cette époque qu'on reconnut que le virus vénérien ne se communiquoit que par le contact des organes de la génération ou de toute autre partie couverte d'un léger épiderme.

Ce qui prouve qu'on avoit bientôt cessé de sévir contre les vérolés, c'est que dans le considérant d'un arrêt du Parlement, rendu en 1505, pour la construction d'un nouvel hopital, il n'est pas question d'exil ni d'autres peines à leur infliger.

Hopital projetté, mais qui n'a pas eu lieu.

1505.

L'arrêt de 1497 avait pour but de préserver les personnes saines de la maladie contagieuse ; le traitement des malades n'étoit que secondaire. L'arrêt de 1505 paroît, au contraire, avoir été en faveur des pauvres vérolés, dans toute sa teneur : « Voyant, » dit-il, que ces malheureux manquent de tout » ce qui leur est nécessaire, qu'ils traînent une » vie misérable, qu'ils sont dans le plus grand » abandon ; la Cour ordonne : qu'il sera construit » un hopital spécialement destiné à cette maladie, » et que le produit de toute espèce d'amendes » prononcées sera affecté à cette construction. »

Quelles furent les suites de cet arrêt bienfaisant? On n'en connoît aucune, et tout s'accorde à prouver qu'il ne fut point mis à exécution. Les personnes qui en furent chargées auront beaucoup discuté sur le local à choisir, sur sa grandeur, sur ses dimensions ; des intriguans auront été écoutés ; les gens sages, raisonnables, zélés pour le bien public auront été écartés ou abreuvés de dégoûts ; des intérêts particuliers seront venu contrarier l'intérêt des pauvres, et le projet de construction n'aura pas été réalisé. Que ceci ne soit pas pris pour de vaines conjectures. L'histoire de l'hopital actuel des Vénériens, l'établissement d'autres hopitaux changeroit ces probabilités en certitude ; si on vouloit entrer dans le détail de toutes les sotises qu'ont fait commettre la bassesse, l'ignorance, l'impertinence de certains administrateurs.

Pendant les trente ans qui suivent l'arrêt dont nous venons de parler, on ne trouve aucun monument public qui indique qu'il ait été fait quelque chose en faveur des vénériens. Réduits à leur premier hopital trop petit pour contenir le grand nombre de malades de cette espèce, les secours qu'on leur portoit étoient nuls ou dangereux. Enfin, excité par la grandeur du mal, le Parlement sortit de son indifférence, et nomma de nouveaux commissaires pour chercher un local convenable à un hopital, non-seulement pour les hommes attaqués du *gros mal*, mais encore pour les teigneux, les épiléptiques, et les autres malades attaqués de maladies contagieuses.

Hopital projetté dans la maison de la Trinité.

1535.

Vu le peu de dépenses qu'on pouvoit faire en faveur de ces différentes espèces de maladies, les commissaires proposèrent la maison de la Trinité. Cette maison étoit composée de deux vastes pièces et de quelques chambres accessoires. Chacune des deux grandes salles avoit 126 pieds de longueur et 36 de largeur ; on pouvoit, en vertu de ces dimensions, mettre quatre rangées de lits. Il fut encore resté deux allées de six pieds de largeur pour faire le service avec facilité. En supposant des lits de deux pieds et demi de largeur, et un espace d'un pied et demi, libre entre chaque lit, on pouvoit placer trente-un lits par rangée, ce qui donnoit un total de 124 lits pour une salle, 248 pour les deux salles.

Si toute la maison eut été uniquement destinée aux vénériens, elle eut été suffisante dans le tems; mais la moitié du local étoit destinée aux hommes attaqués de la teigne, de la danse de Saint-Mein, et d'autres maladies de cette espèce.

Il est pénible de voir qu'on ne se soit point occupé des femmes malades qui devoient être en aussi grand nombre et avoir les mêmes besoins que les hommes. Si, par l'expression de *vérolés*, on eut entendu les deux sexes, on eut, au moins, proposé deux salles de traitement. En effet est-il probable qu'on eût eu l'intention de les admettre pêle-mêle, dans le même local?

Quoique le Parlement eût approuvé le choix des commissaires, quoiqu'il eût ordonné que le projet qu'ils avoient présenté fût mis à exécution, il resta encore sans effet.

La maison de la Trinité étoit occupée depuis long-tems par une corporation appellée *les Frères de la Passion*. Ces Frères, comédiens-religieux, jouissoient de beaucoup de faveur auprès des grands et du peuple. Ils s'appliquoient à des exercices dont on faisoit grand cas dans ces tems d'ignorance et de superstition; ils combinoient l'amusement des spectacles avec la pratique de la religion; ils jouoient la Passion de Jésus-Christ; ils mettoient en action l'histoire de l'Ancien-Testament, les mystères de la religion chrétienne et les allégories de l'Apocalypse. Ils refusèrent de céder un local qu'ils occupoient depuis plus d'un siècle (1), et qui étoit arrangé de manière *à faciliter leurs jeux et farces.* Le Parlement se trouva contrarié par des bateleurs armés du masque de la religion, et il n'osa passer outre dans cette circonstance.

Hopital dans la Paroisse St.-Eustache.

1536.

Les mêmes commissaires furent envoyés de nouveau à la découverte; ils trouvèrent et proposèrent un hopital de paroisse, situé dans l'arrondissement de St.-Eustache. Les marguilliers, mandés à la barre du Parlement, réclamèrent contre ce projet : ils dirent qu'il avoit une destination pieuse et utile, qu'il servoit à secourir les pauvres de la paroisse, et à diminuer d'autant le nombre des ma-

(1) Ils y avoient été installés en 1402; ils en furent expulsés en 1547, pour y placer les enfans mendians.

lades de l'Hotel-Dieu. Nonobstant ces observations, la Cour ordonna : « Que les marguilliers seroient » tenus de bailler ledit local pour mettre et loger » les pauvres malades de grosse-vérole, d'épilep- » sies, et d'autres maladies contagieuses, pour y » être traités, pansés et alimentés. »

On doit être étonné de voir, dans deux arrêts du Parlement, les teigneux, les épileptiques, ceux attaqués de la danse de St.-Guy, et autres malades contagieux, mis sur la même ligne et destinés pour le même local que les vérolés. Il est difficile d'en donner une explication bien satisfaisante. Ces maladies s'annonçoient par des symptômes bien différens ; elles reconnoissoient des causes tout-à-fait étrangères ; elles étoient traitées par des médicamens qui n'avoient aucun rapport.

S'il nous paroît surprenant que ce mélange aussi inhumain que bisarre, ait eu lieu il y a deux siècles et demi, que devons-nous penser de le trouver encore de nos jours? Les vénériens, avant l'établissement de leur hopital actuel, n'étoient-ils pas dans une maison où se trouvoient réunis toutes les infirmités humaines? Bicêtre n'étoit-il pas, n'est-il pas encore une monstruosité révoltante? On voit dans une même maison, avec le même régime, souvent dans les mêmes promenoirs, des enfans avec des vieillards, des épileptiques avec de jeunes teigneux ou scrophuleux ; des fous, des imbéciles avec des prisonniers, etc. Malgré les plaintes de ces malheureux, adressées aux administrations, malgré les représentations du chirurgien en chef, faites et répétées plusieurs fois, ce terrible abus existe encore aujourd'hui (1).

Il paroît que le Parlement avoit alors peu d'autorité, ou qu'il veilloit bien peu à l'exécution de ses ordonnances; des marguilliers même refu-

---

(1) J'ai constaté que dans l'espace d'une année, en 1790, deux enfans de 8 à 9 ans, l'un ayant le scrophule, l'autre la teigne, furent pris d'accès d'épilepsie très-violens et très-rapprochés, occasionnés par la frayeur que leur avoient causée des épileptiques dans les attaques de leur mal. Il est probable que, chaque année, il y avoit quelques-uns de ces petits malheureux dans le même cas. On n'en sera pas surpris, lorsqu'on saura que dans une cour de médiocre grandeur, se trouvoient pêle-mêle réunis environ 40 épileptiques et 60 enfans, depuis 6 jusqu'à 14 ans.

Cependant, je n'ai pas toujours réclamé en vain, lorsqu'en 1792 je dénonçai ces abus à l'administration, composée des citoyens Delachaume, Aubry, Thouret, Cabanis, Cousin et Montlinot; ils s'occupèrent sérieusement à les réprimer. Déjà on avoit jetté les yeux sur un local séparé, pour y placer les enfans; déjà les malheureux fous, malades, n'étoient plus jettés avec les prisonniers, et on leur préparoit une infirmerie agréable, commode et salubre; déjà le plan pour une salle de bains chauds et froids étoit adopté; déjà il avoit été arrêté que la clôture en murs, qui avoit lieu du côté de la campagne, seroit remplacée par une clôture en grilles de fer, afin qu'une vue agréable des champs dissipât la mélancolie des uns et adoucît la fureur des autres; déjà de nouvelles distributions étoient ordonnées pour que toutes les espèces de folies ne fussent pas confondues; mais la révolution des mois d'août et de septembre, le changement d'administration, vinrent suspendre l'exécution de projets aussi utiles.

sèrent d'obéir, ou s'ils obtempérèrent, ils ne le firent que pendant quelque tems. Ce fut en 1536 que le Parlement accorda l'hopital de Saint-Eustache aux vénériens, et en 1540, ces malades étoient dans un hopital appellé *Saint-Nicolas* (2).

Hopital Saint-Nicolas.

1540.

L'administration de l'hopital Saint-Nicolas avoit été confiée aux administrateurs de l'Hotel-Dieu; ils s'étoient chargés de pourvoir à tous les besoins; mais ces bonnes dispositions ne durèrent pas longtems. Bientôt les malades furent privés de tout; les médicamens n'étoient point fournis, les chirurgiens manquoient d'onguents et de charpie pour leurs pansemens; il n'y avoit pas de linge pour changer les malades.

Cet état d'abandon réveilla encore la sollicitude du Parlement; il donna des avis dont on ne tint pas compte; il fit des exhortations qu'on n'écouta pas; il donna des ordres qu'on ne suivit pas; enfin

---

(1) J'avoue qu'il seroit possible qu'il y eût erreur ici; mais je n'ai rien trouvé qui pût m'éclairer suffisamment sur ce point. Comme je n'ai point lu d'arrêt du Parlement qui érige la maison de Saint-Nicolas en hopital, ne seroit-il pas possible que ce fût l'hopital de l'arrondissement de Saint-Eustache qui portât ce nom?

il prit une résolution ferme et vigoureuse; il appella à sa barre, par un huissier, cette coupable administration. Quatre administrateurs y comparurent au nom de tous leurs collègues. Le président leur fit le reproche public, de manquer aux engagemens sacrés qu'ils avoient pris, de désobéir aux ordonnances de la Cour, d'oser méconnoître la première autorité de Paris ; d'abandonner sans humanité, sans pitié, des malheureux couverts d'ulcères, en proie aux plus vives douleurs, incapables de pourvoir à leurs besoins et repoussés de la société.

Les administrateurs se disculpèrent, en alléguant la pénurie des fonds, l'augmentation de dépense pour l'Hotel-Dieu, la nécessité de fournir d'abord les besoins de cet hopital, celui des vénériens n'étant que secondaire. Nonobstant cette réponse, le Parlement donna des ordres *précis*, *prompts et sommaires*, à l'administration de se mettre en mesure pour faire cesser toutes espèce de plaintes, et déclara que s'il n'étoit pas obéi, il séviroit avec toute la plénitude de son pouvoir.

D'après cet acte de vigueur, on répara l'hopital presqu'abandonné; les fournitures requises furent faites et les malades eurent ce qui leur étoit nécessaire; cette amélioration ne dura que quelques années.

Tous les meubles avoient été renouvellés dans l'hopital Saint-Nicolas ; mais n'étant pas entretenus, les mauvais n'étant pas remplacés, on manqua bientôt de tout, et cet hopital retomba dans l'état de détresse dont on l'avoit sorti. N'étant plus habitable, les malades n'y recevant aucun secours s'introduisirent furtivement dans l'Hotel-Dieu ; il est probable que les médecins et chirurgiens usèrent de condescendance pour ne pas laisser dans l'abandon, dans le désespoir, des hommes tourmentés par une maladie cruelle. L'administration fut obligée de tolérer cet abus, parce qu'elle sentit bien qu'en voulant l'empêcher, elle se seroit mise dans le cas d'encourir, de nouveau, l'indignation du Parlement, puisque les vérolés ne se réfugioient à l'Hotel-Dieu que parce que l'hopital destiné à cette espèce de maladie avoit été laissé sans secours. Un tel désordre ne put rester long-tems caché ; il y eut des réclamations de toutes parts ; l'admission des vénériens étoit libre et publique ; ils étoient confondus avec les autres malades ; on les recevoit dans les mêmes salles ; on les couchoit dans les mêmes lits que les fiévreux ou les blessés.

Hopital projetté rue de l'Oursine, fauxbourg Saint-Marceau.

1559.

En 1559, le Parlement assembla le Prévôt des marchands, les Echevins, les Marguilliers, les Curés

Curés pour aviser aux moyens de remédier à un mal aussi grand ; l'administration qui vouloit se débarrasser de l'hopital des Vénériens avoit, à dessein, laissé tomber en ruine les bâtimens de Saint-Nicolas. Dans l'assemblée dont il est question, elle représenta qu'il ne falloit pas attribuer à négligence, mais à nécessité, la désorganisation de Saint-Nicolas ; que les bâtimens tomboient en ruine, au point qu'il étoit impossible de les réparer. Des rapports d'architectes vinrent à l'appui de la déclaration des administrateurs. L'assemblée adopta la proposition de renoncer à ce local et d'en chercher un autre plus convenable. On jetta les yeux sur une grande maison du fauxbourg Saint-Marceau, rue de l'Oursine. Des ordres furent donnés pour la proposer et l'organiser le plus promptement possible, et on nomma des commissaires pour accélérer ce travail.

L'administration de l'Hotel-Dieu qui venoit de réussir à faire abandonner un hopital dont elle étoit chargée, s'arrangea de manière à se débarrasser totalement des vénériens.

Il a déjà été fait mention, plusieurs fois, de la convocation du Prévôt des marchands, des Echevins, des Marguilliers et des Curés pour s'occuper du sort des pauvres et des malades. Ces convocations extraordinaires devinrent plus communes ; enfin elles se régularisèrent, et eurent lieu tous les mois. Telle est l'origine d'une assemblée dont il sera souvent parlé par la suite, sous le nom de Grand Bureau des Pauvres.

Dans l'assemblée de 1559, dont on vient de parler, il se fit une transaction entre l'administration de l'Hotel-Dieu et le Grand Bureau. Ce dernier se chargea du traitement des vénériens, à la condition que l'Hotel-Dieu payerait, chaque année, la somme de deux cent quarante livres tournois.

Soit parce que la Maison de la rue de l'Oursine ne fut pas jugée convenable, soit parce qu'il ne fut pas possible de se la procurer, soit pour toute autre raison que je n'ai point trouvé indiquée, l'hopital des vénériens n'eut pas lieu dans cet endroit.

Les vues d'utilité publique, de bienfaisance furent trompées; l'humanité ne présida point à la transaction entre les deux administrations; celle de l'Hotel-Dieu consentit à payer, annuellement, deux cent quarante livres pour se débarrasser des vénériens; celle du Grand Bureau des pauvres se chargea de ces malades pour toucher la rente promise par l'Hotel-Dieu, et la somme nécessaire pour rétablir l'hopital.

Hopital des Petites-Maisons, pour la 2e. fois.

1559.

Lorsque l'arrangement fut consommé, ni l'une ni l'autre administration ne voulut tenir à ses engagemens. La transaction devoit avoir son effet à compter du 1er. janvier 1560. Au mois d'avril de la même année, le receveur du Grand-Bureau se présenta pour recevoir le quartier échu ; mais comme il n'y avoit encore rien eu de fait en faveur des vénériens, l'Hotel-Dieu refusa le paiement demandé et déclara qu'il ne l'effectueroit que lorsque les malades pour lesquels la rente avoit été consentie auroient un asyle. D'après cette réponse, comme on ne vouloit, ou comme on ne pouvoit pas faire construire les bâtimens nécessaires, alors on reporta les malades dans le même quartier, dans le même local qui leur avoit été donné en 1497, et qui, étant composé de la réunion de plusieurs mazures, fut appellé les *Petites-Maisons.*

Tel fut le résultat d'une assemblée convoquée au nom de l'humanité, et dont des intérêts particuliers, des manœuvres sourdes, des intrigues, firent manquer l'exécution. (1)

Dans l'espace de 63 ans, l'état déplorable des vénériens, après avoir, nombre de fois, touché la sensibilié des personnes témoins de leur misère,

(1) Une administration, sur-tout une administration charitable, est presque toujours composée d'hommes pieux, amis de l'humanité, sensibles au malheur des indigèns et n'ayant qu'un seul but, celui d'être utiles ; mais il s'y glisse toujours quelqu'intrigant....

après avoir, à plusieurs reprises, excité la sollicitude du Parlement, après avoir été le jouet de l'intrigue et des passions, après avoir alimenté la cupidité des faiseurs de projets, ne se trouva amélioré sous aucun rapport. Ces malheureux furent jettés dans le même hopital ; disons mieux, dans le même cloaque qu'ils avoient déserté, il y avoit plus d'un demi-siècle, parce qu'il étoit trop petit et trop mal-sain; cependant la maladie vénérienne avoit atteint un plus grand nombre d'individus.

J'ai dit que le seul motif de convenance avoit amené la transaction entre les deux administrations; la mésintelligence ne tarda pas à se glisser dans cette affaire. En 1577, les Administrateurs de l'Hotel-Dieu refusèrent de payer les 240 livres convenues, sous prétexte que l'état de leurs revenus ne le permettoit pas, comme si cette dette n'eût pas été aussi sacrée que leurs autres engagemens ! Ils furent poursuivis, condamnés, saisis dans la personne de leur trésorier. A force de subterfuges, de chicanes, d'intrigue, ils éludèrent pendant quarante ans le paiement de cette rente. Enfin, dans une assemblée générale, présidée par le procureur général du Roi, le 28 mars 1614, l'administration de l'Hotel-Dieu consentit à payer les arrérages, et promit d'acquitter exactement la rente; mais alors, le numéraire étoit bien plus commun, et cette charge étoit peu de chose pour l'Hotel-Dieu.

Pendant tout le tems écoulé depuis 1560 jusqu'en 1614, il ne se passa pas une année qu'une administration ne fît des sommations, des commandemens, des saisies à l'autre, et que celle-ci ne fît des protestations, ne présenta des requêtes aux fins de non-recevoir. J'ai dû abréger ou supprimer toutes ces querelles, toutes ces tracasseries honteuses pour les deux parties.

Hôpital de Bicêtre.

1657.

Pour secourir les pauvres et éteindre la mendicité qui faisoit des progrès alarmans, Louis XIV fonda en 1657, un établissement en faveur des infirmes et des vieillards pauvres qui n'étoient pas capables de pourvoir à leurs besoins; il fit en même-tems défense expresse, à qui que ce fut, de mendier; il créa une administration chargée de faire arrêter tous les vagabonds et mendians qui paroîtroient dans la rue, et de pourvoir à leurs besoins dans l'hopital qui leur avoit été assigné : c'étoit la maison de Bicêtre.

Bicêtre, situé à une lieue de Paris, à mi-côte d'une montagne qui domine cette ville au sud, étoit, en 1290, un vieux château dépendant du temporel de l'évêque de Paris. Sa vétusté ne permettoit pas de l'habiter; il avoit été donné pour servir de logement aux mendians qui, après avoir parcouru pendant tout le jour, Paris et les villages voisins, se retiroient dans une grande salle de ce château, où ils partagoient leur récolte, et où ils passoient la nuit, couchés sur de la paille : ce qui fit donner à ce château, le nom de *Grange aux Gueux.* Jean, évêque de Winchester, en ayant fait l'acquisition, il fut appelé le château de Winchester ; et par corruption, Bicêtre.

Ce château fut démoli et bâti plusieurs fois pendant les troubles de Paris. Le Duc de Berry, en étant devenu propriétaire, le fit construire à neuf sous le règne de Charles V. Lors de la démence de Charles VI, pendant la guerre civile fomentée par la faction des Bourguignons contre celle des Armagnacs, les bouchers de Paris le pillèrent et le démolirent en grande partie. Il fut relevé quelque tems après, avec une construction de château fort. Il étoit encore tombé en ruine sous le règne de Louis XIII. J'ai vu une gravure qui en fut faite dans ce tems, et qui le représente comme une masse informe flanquée de quelques tours à moitié renversées. Il avoit été réduit à cet état pendant les guerres de religion. Louis XIII fit construire, à la place de ce château écroulé, un grand hopital pour servir de retraite aux soldats estropiés. Les guerres de la fronde, pendant la minorité de Louis XIV, ayant nécessité deux campemens à Bicêtre et dans les environs, ce bâtiment se trouva très-endommagé. C'est dans cet état qu'il fut donné pour renfermer les mendians. L'administration fit réparer ce qui avoit souffert, et ordonna par la suite de nouvelles constructions. Il a été successivement, à différentes fois, aggrandi au point où nous le voyons aujourd'hui.

Il étoit nécessaire de jetter un coup d'œil rapide sur cette maison, parce que, quoiqu'il y eût un article de l'édit de l'établissement qui en excluoit positivement les vénériens, elle va cependant devenir, par la force des circonstances, et nonobstant tous les obstacles, l'asyle de ces malheureux.

Il n'y avoit pas un an que l'hopital de Bicêtre
existoit, et déjà il s'y trouvoit plusieurs vénériens. 1658.
Les commissaires en donnèrent connaissance à l'administration. On distinguoit alors la maladie vénérienne en maladie manifestée et maladie menaçante; ceux de la seconde classe furent conservés et traités; les autres furent envoyés au Grand Bureau des pauvres. On renferma dans un local séparé ceux qu'on dut conserver, et on arrêta qu'ils seroient *châtiés et fustigés* avant et après leur traitement.

Le Grand Bureau des pauvres faisoit infliger la même peine aux malades traités à l'hopital des Petites-Maisons. Aucun n'étoit admis sans cette correction préalable. Deux raisons engagoient à en agir ainsi : la première, parce que la vérole étoit imputée à grand crime ; la seconde, parce qu'on évitoit la trop grande affluence de ces malheureux. Cette persécution s'étendit jusqu'aux femmes attaquées de la même maladie. La fustigation étoit donnée très-rigoureusement. Dans une délibération de 1675, les administrateurs de l'hopital général arrêterent de s'en plaindre à l'autorité supérieure, attendu que les malades de Bicêtre et de la Salpêtrière n'osoient pas se déclarer, parce qu'ils redoutoient le châtiment administré aux Petites-Maisons.

L'administration de l'Hotel-Dieu suivoit l'exemple des deux autres administrations. Dans une délibération prise en 1700, on lit : « Les commissaires » ayant trouvé plusieurs vérolés parmi les autres » malades, il est enjoint au chirurgien et à la » sœur visiteuse d'être plus exacts dans leurs » visites et plus sévères dans l'admission ; et dans » le cas où la maladie se seroit déclarée depuis la » réception des malades dans l'Hotel-Dieu, ils » seront envoyés au grand bureau des pauvres, » avec certificat constatant leur état ; mais avant ce » renvoi, ils seront *châtiés et fustigés.*

Je n'ai point trouvé l'époque à laquelle cessa cet abus en même-tems ridicule et inhumain.

Les commissaires de la Pitié donnèrent connoissance à l'administration, que quelques petites filles de cet hopital étoient attaquées de maladie vénérienne récente et proposèrent de les faire traiter comme il avoit été arrêté pour Bicêtre. Cette proposition fut rejettée, et la délibération relative aux malades de Bicêtre fut rapportée par la raison que, si on dérogeoit à l'article de l'édit qui exclue les vérolés de l'hopital général, tous les malades de cette espèce y affluéroient. Pareille proposition fut faite pour quelques malades de la Salpêtrière et également rejettée. Ces différens rapports sont de la première année de l'établissement.

Pour interdire l'entrée de l'hopital général aux femmes *gâtées*, on décida, en 1658, qu'elles seroient visitées ; mais cette visite étoit illusoire et ne pouvoit en atteindre qu'un petit nombre. En effet, le chirurgien ne pouvoit visiter ces femmes que lorsqu'elles portoient sur la figure des marques probables de maladie. Déjà, à cette époque, le plus grand nombre des vénériens n'avoient aucune marque extérieure de la présence du virus dont ils étoient infectés.

La maison de Scipion, située fauxbourg Saint-Marcel, ainsi appelée du nom de son premier propriétaire, maison qui sert présentement de boucherie, de boulangerie et de magasin pour les établissemens de charité, étoit occupée par les filles et femmes enceintes qui s'y trouvoient en assez 1659.

grande quantité. Quinze de ces femmes avoient la maladie vénérienne, l'administration de l'hopital général refusoit de les garder en vertu de l'article de l'édit d'établissement déjà précité. Le grand bureau des pauvres ne vouloit pas les recevoir avant leur accouchement, à cause du danger pour l'enfant de traiter pendant la grossesse. Les deux administrations eurent une conférence, et ne s'accordèrent sur rien. Celle de l'hopital général sentit bien qu'elle ne pouvoit forcer le bureau des pauvres à recevoir des femmes qui ne pourroient être traitées qu'au bout de quelques mois. Elle consulta les gens de l'art. Un monsieur Garnier, ami d'un administrateur, combattit victorieusement le préjugé mis en avant par le grand bureau; savoir : qu'il étoit dangereux de traiter une femme grosse. Il observa que les enfans nés de femmes vérolées, périssoient tous dans les quinze premiers jours, et il assura qu'en traitant les mères avant leur accouchement, il n'en résulteroit d'abord aucun inconvénient : qu'ensuite, on en tireroit un avantage précieux, celui d'avoir guéri l'enfant dans le sein de sa mère. Il rapporta plusieurs exemples d'un succès complet. La faculté de médecine fut consultée; la question fut examinée avec maturité, et la décision de cette société savante confirma la doctrine de M. Garnier. Cette décision de la faculté de médecine fut envoyée au grand bureau des pauvres, qui admit alors dans le traitement, toutes les femmes grosses qui s'y présentèrent.

Malgré le refus que faisoit l'administration de recevoir ou de garder les vérolés, on en traitoit 1661.
cependant un assez grand nombre à Bicêtre. Dans une liste de médicamens nécessaires pour l'année, présentée par les médecin et chirurgien de Bicêtre, approuvée par la faculté de médecine, il est demandé trente livres de mercure. Cette quantité pouvoit servir à la guérison d'environ 250 malades.

L'hopital des Petites-Maisons ne pouvant recevoir que peu des femmes grosses, à cause du grand nom- 1675.
bre de malades qui se présentoient avec des maladies dont le traitement étoit urgent, l'administration de l'Hotel-Dieu avoit pris le parti d'établir une petite salle pour le traitement des femmes de cette espèce qui se trouvoient dans les salles de l'Hotel-Dieu. Cela fut un sujet de querelle avec l'administration de l'hopital général qui vouloit envoyer toutes les femmes grosses dans la salle spéciale uniquement destinée aux femmes de l'Hotel-Dieu.

Les religieuses de l'Hotel-Dieu envoyoient aux Enfans-Trouvés les enfans des femmes gâtées 1682.
mortes en couche, sans consulter le chirurgien en chef et sans en prévenir les surveillans. Ces enfans étoient donnés à des nourrices qui, par ce

moyen, se trouvoient infectées par l'alaitement. Le procureur général donna les ordres les plus précis pour que ce mal fût arrêté à l'instant même.

On proposa, dans ce tems, d'élever les enfans trouvés sans nourrices; sans doute que l'inconvénient dont il vient d'être parlé, celui de l'alaitement d'enfans gâtés, fut un des motifs mis en avant pour faire adopter cette proposition. L'affaire fut soumise à la sagesse du Parlement qui ordonna de consulter les personnes compétentes dans cette matière. Il convoqua, en conséquence, une assemblée composée du doyen de la faculté de médecine, des médecins et chirurgiens de l'Hotel-Dieu et de l'hopital général, des médecins et chirurgiens du Châtelet. Le résultat de cette assemblée fut, qu'on feroit des essais. On étoit fondé à prendre cette résolution, sur ce qu'il n'étoit pas sans exemple qu'on eût élevé des enfans en leur faisant téter du lait de vache ou de chèvre.

Les filles publiques, arrêtées dans l'exercice de
1683. leur commerce de libertinage, étoient conduites à la Salpêtrière. Il falloit les y traiter, puisqu'elles étoient prisonnières. Une chambre particulière avoit été destinée à cet usage. Bientôt elle se trouva trop petite, et l'administration fut obligée d'ordonner quelques constructions pour aggrandir le local; mais revenant toujours à l'article de l'édit d'établis-

sement qui défendoit de traiter des vénériens, elle suspendit ensuite ses premiers ordres. Il étoit cependant bien difficile de suivre cet article à la rigueur, attendu que beaucoup de véritables mendians étoient malades de cette maladie, et que ceux qui avoient le mal sans pouvoir être traités, étant denués de tout, faisoient les mendians pour qu'on les arrêtât.

Afin d'éloigner ces malheureux de Bicêtre, on chercha tous les moyens possibles de leur en rendre 1685.
le séjour pénible. Outre la fustigation dont il a été parlé, ils furent mis, pour toute nourriture, à l'usage d'un pain grossier d'orge. Ils étoient, à cette époque, au nombre de 70 à la fois.

Une femme de l'hopital de la Maternité établi
à Scipion, étant morte un mois après son accouchement, 1686.
l'administration ordonna de renvoyer cet orphelin, parce qu'il avoit le mal vénérien, et qu'elle prétendoit ne pas devoir traiter ce petit malheureux. Le procureur général fut obligé d'interposer son autorité, pour empêcher un renvoi aussi inhumain.

On a vu précédemment que le local de la Salpêtrière, qui servoit à traiter les femmes gâtées, 1688.
étant insuffisant, l'administration avoit arrêté qu'on l'aggrandiroit par quelques constructions; mais on n'avoit point exécuté cet arrêté. Le nombre des

malades s'étant encore augmenté, le mal des premières qui n'avoient pas été traitées s'étant accru avec rapidité, on craignit que la contagion putride ne se repandît dans la maison. Les médecins et chirurgiens dressèrent procès-verbal de cet état horrible; ce procès-verbal fut mis sous les yeux du procureur général qui en ordonna la communication au ministre. Toutes ces démarches demandoient beaucoup de tems; pendant ces délais, les malades perdoient leurs organes et périssoient, soit par les ravages de la maladie vénérienne, soit par les fièvres qu'occasionnoit un air dépravé.

1690. Le premier président du Parlement et le procureur général prirent enfin sur eux d'ordonner que, nonobstant tout réglement, tout édit à ce contraire, tous les malades vénériens existans dans les différentes maisons de l'hopital général seroient traités dans un lieu convenable. Ils chargèrent le chirurgien des Petites-Maisons de chercher le local et d'administrer le traitement, comme étant plus au courant pour soigner ces malades. On ne trouva d'emplacement qu'à Bicêtre pour les femmes de la Salpêtrière, et elles y furent transférées.

1691. Ces malheureuses, épuisées par la débauche, par une mauvaise nourriture, par une maladie qui avoit fait des progrès effrayans, par un air corrompu, ayant été traitées avec le mercure en frictions, furent prises d'une salivation des plus orageuses, soit parce que le préjugé dominant étoit en faveur de cette méthode, soit parce que le chirurgien des Petites-Maisons étoit trop éloigné pour exercer la surveillance nécessaire. Plusieurs périrent dans ce traitement : presque toutes les autres furent renvoyées à la Salpêtrière avec les gencives ulcérées, les dents branlantes et la langue en lambeaux.

Depuis cette époque, on continua à envoyer à 1701.
Bicêtre les femmes vérolées prisonnières à la Salpêtrière, et cet usage a été suivi jusqu'en 1790. Le chirurgien des Petites-Maisons continua sa surveillance sur les vénériens, pendant environ 10 ans. Il fut remplacé par un charlatan qu'un administrateur avoit présenté, et que son ignorance, son imprudence et ses rapines firent bientôt chasser. Le chirurgien de Bicêtre fut seul chargé du traitement des vénériens.

Des salles destinées provisoirement à traiter une
quantité médiocre de malades, furent bientôt trop 1722.
petites pour recevoir tous ceux qui se présentoient; Des abus multipliés, et plus ou moins graves, durent s'y introduire : les vénériens étoient portés sur les états de dépense, comme ayant chacun environ trois quarterons de viande par jour, par conséquent un bouillon plus succulent, une meilleure

nourriture que les pauvres non malades pour lesquels on n'accordoit qu'environ une livre par semaine. Cependant, on leur donnoit le même bouillon que celui qu'on distribuoit aux pauvres : ils étoient privés de viande tous les deux jours, et on remplaçoit cet aliment par du fromage ou du beurre.

Pour réformer cet abus, le chirurgien en chef gagnant maîtrise, proposa d'établir une petite cuisine dans le département des vénériens, pour y faire le bouillon et y préparer les alimens qui leur étoient destinés. Cette disposition mettoit trop d'entraves aux dilapidations, et donnoit trop de surveillance au chirurgien; tous les employés se liguèrent pour faire avorter un projet proposé par un principe de justice et d'humanité. On verra, par la suite, à quels excès tous ces abus étoient portés en 1787.

1730. Le nombre des malades alloit toujours croissant; on en comptoit 250 des deux sexes en 1730. Pour ne pas se trouver surchargée, l'administration délibéra de refuser ceux envoyés par l'Hotel-Dieu et par le procureur-général; mais l'autorité supérieure défendit aux administrateurs de mettre à exécution leur arrêté.

Le chirurgien en chef de Bicêtre étant mort, les chirurgiens en second se trouvèrent heureusement trop jeunes et trop peu instruits pour être

promus

promus à sa place. L'administration se trouva obligée de nommer un homme qui ne vivoit point habituellement sous l'empire des préjugés, et qui paroît avoir été présenté par l'autorité royale : c'étoit M. Rouhault, qui avoit été chirurgien en chef des armées, premier chirurgien du roi de Sardaigne, etc.

M. Rouhaut étoit ami de M. Maréchal, premier chirurgien du roi; c'étoit probablement par son influence qu'il avoit été nommé à cette place. Ce célèbre chirurgien, plein de zèle pour l'honneur et pour les progrès de son état, plein d'humanité pour les pauvres et les malades, accueillant avec intérêt, avec amitié ceux qui étoient pénétrés des mêmes sentimens, se lia encore plus particulièrement avec Rouhault, et fut plusieurs fois visiter l'hopital de Bicêtre pour reconnoître par lui-même les améliorations dont il étoit susceptible. Maréchal jouissoit de la confiance de Louis XV, et il se servoit de cette faveur pour faire le bien.

Le nombre des vénériens étoit d'environ 400; ils occupoient un local étroit, sale, peu aéré, étayé dans plusieurs endroits, et menaçant de s'écrouler. Les malades se trouvoient dans le plus triste état ; ceux qui attendoient leur tour étoient couverts d'ulcères; ceux qui avoient subi le traitement étoient exténués, hideux, et reprenoient lentement et difficilement leurs forces. Les bains, dont l'usage est si précieux pour préparer les malades au traitement, et pour faciliter l'action des médicamens, étoient inconnus dans cette maison.

Maréchal fit au roi un tableau fidèle de ce dont il avoit été le témoin. Le roi le chargea de voir l'administration, de se concerter avec elle pour l'établissement, soit à Bicêtre, soit à la Salpêtrière, de nouvelles salles assez vastes pour contenir tous les vénériens, assez bien distribuées et assez aérées pour en faire une habitation salubre. Les administrateurs visitèrent, avec Maréchal, Bicêtre et la Salpêtrière. On convint qu'il seroit formé une salle de bains, et qu'ensuite on feroit de nouvelles constructions pour évacuer un local insuffisant, incommode et mal sain. Voici les observations qu'il présentoit à l'administration pour lui faire adopter ses projets. « J'ai vu les vénériens de Bicêtre; j'ai » examiné ceux qui venoient de passer aux re- » mèdes; ils étoient assez bien guéris; mais leur » convalescence est pénible. J'ai vu ceux qui » n'étoient pas encore entrés dans les remèdes, » et j'ai été effrayé de leur état. Le tems qu'ils » sont obligés de rester pour attendre leur tour » est un mal pire que celui qui les a conduits à » Bicêtre. J'estime que ce qu'il y a de plus inté- » ressant comme de plus urgent à faire pour ces » malheureux, c'est de prévenir et d'arrêter l'aug- » mentation de leur maladie, en les traitant promp- » tement. Il vaudroit mieux les mettre dans une

» grange, dans une écurie, seulement sur de la » paille pour les y traiter, que de les laisser languir » dans la dangereuse situation où ils sont. Il est » instant de les retirer tous à-la-fois de cet atmos- » phère pestiféré.

» Mais pour rendre la guérison de ces malades » plus efficace et plus prompte, il est absolument » nécessaire d'établir des bains qui, en amolissant » la peau des malades, rendent les remèdes plus » prompts et plus sûrs dans leurs effets. En gué- » rissant ainsi tous ces malades, l'administration » aura une grande consolation de remplir à leur » égard un devoir de charité et d'humanité. En » guérissant plus promptement, les malades séjour- » neront moins dans l'hopital, et par-là, on re- » gagnera bientôt la dépense à faire pour l'établisse- » ment des bains.

» Ce sera une grande satisfaction pour l'admi- » nistration, de préserver par ces sages précautions » les enfans qui doivent naître des pères et mères » débauchés....; le nombre de ces infortunés » enfans qui ont la vérole héréditaire est d'environ » 200 chaque année, et tous meurent dans le » premier mois de leur naissance....

» On ne doit pas craindre l'affluence des ma- » lades en leur procurant une plus prompte et plus » sûre guérison : c'est exercer l'hospitalité et l'hu-

» manité sur un plus grand nombre de malheu-
» reux ».

D'après des observations aussi justes et aussi fortes de raison, l'administration accorda toutes les demandes faites par Maréchal, et donna des ordres très-précis pour faire exécuter le plus promptement possible les projets qu'il avoit présentés. L'administration ne mit pas d'entraves à leur exécution, parce qu'elle étoit avertie par la première autorité, qu'on exigeoit que les vues de Maréchal fussent remplies.

On fit de suite les réparations; on prépara les salles de bains; on plaça des chaudières, et on traita en même-tems tous les expectans.

Les vues bienfaisantes, les sollicitudes charita-
1743. bles de Maréchal ne se bornèrent pas là; il fit toutes les demandes pour hâter les constructions d'un hopital de vénériens. Le terrein fut choisi; l'architecte fit le devis, et l'administration l'approuva. L'ordre de construire fut donné incontinent; on décida que les carrières seroient ouvertes dans un jardin de Bicêtre; que le travail de l'exploitation de ces carrières, ainsi que celui de la maçonnerie, seroit fait par économie.

L'architecte de l'hopital fut chargé de surveiller les travaux, et un architecte en second en eut la direction.

Une personne charitable, qui garda l'anonyme,

avoit donné 60,000 livres pour ce nouvel hospice. Le duc d'Orléans avoit fait la soumission d'une somme de 30,000 livres, payable en trois ordonnances, lorsque les constructions seroient commencées.

On ouvrit des carrières; on jetta les fondations du bâtiment, et les murs s'élevèrent lentement, péniblement, au niveau du sol. Les entrepreneurs 1744.
ayant demandé des acomptes, on fit vérifier leur travail, et on découvrit une foule d'abus et d'inconvéniens. Les constructeurs ne s'étoient pas donné la peine de s'assurer des fondations; ce ne fut qu'à cette époque qu'on s'apperçut que le bâtiment portoit sur des carrières, ce qui exigea de grands travaux pour en soutenir et en assurer les voûtes.

L'extraction de la pierre coûtoit des sommes
immenses; le maçon employoit des ouvriers inca- 1745.
pables; il comptoit des journées qui n'étoient pas remplies, et abusoit, de toutes les manières, de la confiance qu'on avoit en lui.

On renvoya entrepreneurs et conducteurs d'ouvrages, et on les remplaça par de nouveaux, qui 1746.
furent chargés de réparer les premiers torts. Le mérite ne fut pour rien dans les choix qu'on fit; tout fut donné à la protection : aussi, les mêmes abus subsistèrent-ils comme précédemment. L'architecte en second, le maître maçon, le maître carrier,

autorisés à prendre leurs repas à l'hopital, passoient à la table et au jeu le tems qui devoit être employé au travail et à la surveillance. Les appareilleurs chargés de conduire les ouvriers, négligeoient les intérêts de l'hopital, se rendoient tard à leurs ateliers, loin d'exciter les ouvriers au travail, les en détournoient, et alloient boire avec eux dans les cabarets des villages voisins.

Il résulta nécessairement de cette conduite des
1749. dilapidations énormes. Les 90,000 livres que nous avons dit avoir été données par un anonyme et par le duc d'Orléans, étoient épuisées, ainsi qu'une somme de 60,000 livres, avancée par l'administration; ce qui faisoit en tout 150,000 livres. Cette somme eut été suffisante dans ce temps-là pour construire un bâtiment capable de contenir de 400 à 500 malades. (150,000 livres, à cette époque, représentoient environ 400,000 livres du tems actuel, si on en juge par le prix des journées. Les meilleurs ouvriers gagnoient 20 sous par jour, le plus grand nombre 15 sous. Présentement, un ouvrier gagne 50 sous ou 3 livres.) Cependant, elle fut employée avant que le bâtiment eût été élevé au premier étage, seulement pour la partie de la maçonnerie, car il n'a pas été assez avancé pour placer le premier plancher. Cependant la pierre étoit exploitée dans un terrein appartenant à Bicêtre, et situé à côté

du bâtiment, ce qui devoit diminuer d'autant la dépense.

Voilà où conduisit la construction par économie. Les chefs des travaux se livroient à leurs plaisirs; les subalternes suivoient leur exemple; on faisoit payer bien cher des matériaux qui n'étoient point employés; on comptoit des journées de travail qui n'avoient point été remplies; on surchargeoit les mémoires, et c'est ainsi que des sommes immenses furent employées en pure perte. Cependant les vénériens continuoient d'être dans le plus coupable abandon, dans la plus effrayante misère.

C'est ainsi que l'indolence de l'administration, la cupidité des entrepreneurs, la complicité des surveillans firent échouer un établissement que l'humanité réclamoit à grands cris.

On avoit acheté de la charpente qui ne fut point livrée; les travaux suspendus, on couvrit les murs avec de la paille et de la terre, pour les défendre contre les injures de l'air; on les a démolis successivement par la suite, pour faire de nouvelles constructions : actuellement il n'en reste plus de traces; il y avoit encore, en 1787, des amas de pierres et moëlons, produits des démolitions.

Tel fut le résultat des projets de bienfaisance de Maréchal; il n'eut pas la satisfaction de voir les vénériens traités comme il l'avoit si ardemment desiré; il n'eut pas non plus la douleur d'être le témoin des brigandages qui s'opposèrent à ses vues bienfaisantes ; il avoit payé à la nature un tribut toujours trop précipité pour le petit nombre des gens de bien.

Des abus quelquefois réprimés, toujours renais-
1762. sans, parce qu'ils tenoient à l'organisation vicieuse
de la réception, ainsi que du traitement des vénériens, forcèrent l'administration de faire des réglemens assez sages, mais qu'elle étoit la première
1770. à enfreindre, et qui, par cette raison, ne produisoient aucun bien.

Tous les enfans nés avec la maladie vénérienne,
1780. ou qui l'avoient contractée au passage, lors de l'accouchement, périssoient, avons-nous dit, au bout de 8 jours, 15 jours, un mois au plus, faute d'être allaités par des nourrices. Le nombre en étoit grand, puisque Maréchal avoit constaté qu'il étoit au moins de 200 par an.

Les essais approuvés par une assemblée de médecins et de chirurgiens, et autorisés par le Parlement, de nourrir les nouveaux-nés vérolés avec le lait de vache ou de chèvre, n'eurent pas tout le succès qu'on en desiroit. On pouvoit à peine en compter quelques-uns qui avoient survécu.

Faguer, chirurgien en chef-gagnant-maîtrise de Bicêtre, conçut le projet de traiter ces malheureux enfans en leur donnant pour nourrices des femmes qui étoient elles-mêmes malades. M. Lenoir, lieutenant de police, favorisa des essais qui eurent quelques heureux résultats. On loua une maison à Vaugirard, qu'on meubla et qu'on entretint pendant environ un an aux dépens des impositions mises sur les maisons de jeux. Lorsqu'il fut bien constaté que des enfans avoient été arrachés à la mort, on continua le traitement mis en usage. Le nouvel hopital fut réuni à l'hopital-général, sous la même administration, et on le dota des biens de l'hopital des Pélereins Saint-Jacques. Cet hospice a subsisté à Vaugirard jusqu'à la fin de 1792, époque à laquelle il a été transféré aux Capucins, et a fait partie de l'hopital des Vénériens, actuellement existant.

M. de Breteuil, ministre de l'intérieur, ayant visité les différentes maisons de l'hopital-général, 1784.
fut indigné de l'état horrible dans lequel étoient les vénériens à Bicêtre. Faguer, alors chirurgien en chef de l'hospice des nourrices de Vaugirard, et qui accompagnoit le ministre, lui rappella tout ce qui avoit été tenté, tout ce qui avoit été fait pour ces malheureux, lui fit part des entraves de toutes espèces qui s'étoient opposées à l'achèvement d'un hopital, et l'engagea à reprendre et à faire exécuter un si utile projet. M. de Breteuil l'accueillit avec empressement, s'en occupa sérieusement, et

il jetta, à cet effet, les yeux sur le couvent des Capucins, fauxbourg Saint-Jacques.

Lorsque j'entrai à Bicêtre au mois de Mars 1787, je trouvai les vénériens dans l'état affreux dont il a déjà été fait mention tant de fois. J'ai pensé que pour en donner une juste idée, il falloit jetter un coup-d'œil sur le local qu'ils occupoient, sur les soins qui leur étoient donnés, sur le régime qui leur étoit prescrit, et sur le traitement qu'on leur administroit.

Le département des hommes étoit composé de quatre salles de malades, deux au premier étage et deux au second (ce dernier étoit en *mansarde*), d'une salle de bains au rez-de-chaussée, et d'une cour pavée.

Les deux salles du premier recevoient les malades qui étoient dans le traitement; elles avoient chacune 48 pieds de longueur, 19 pieds de largeur et 10 pieds d'élévation. Elles étoient percées de 6 croisées au midi; il y en avoit autant au nord; mais on les avoit *murées*. Ces deux salles contenoient 56 lits.

Les salles du deuxième étage avoient 43 pieds de longueur, 18 pieds de largeur et 8 pieds 6 pouces d'élévation. L'une contenoit 24 petits lits; elle avoit 5 croisées au midi et 5 au nord; elle servoit d'infirmerie pour les plus malades. L'autre contenoit 12 grands lits qui se touchoient, et dans chacun desquels étoient couchés 8 malades ; cette dernière salle recevoit les expectans. Il y en avoit ordinairement environ 80 : souvent le nombre est monté à 140.

Le bâtiment des femmes étoit un peu plus spacieux.

Au rez-de-chaussée, à gauche, étoit l'infirmerie divisée en 2 pièces ; elles avoient, réunies, 46 pieds de longueur, 18 pieds de largeur et 12 pieds d'élévation ; il y avoit 4 croisées au midi et point au nord ; à la droite, étoit une salle de bains. Au-dessus de celle-ci on avoit pratiqué une *soupente* de 31 pieds de longueur, 18 pieds de largeur et 7 pieds d'élévation. Il n'y avoit que 2 croisées de 2 pieds de largeur et 8 pouces de hauteur, de manière qu'on y voyoit à peine en plein-midi, et que l'air s'y renouvelloit difficilement. Elle contenoit 8 grands lits, dans chacun desquels couchoient 8 malades à la fois : cette soupente servoit aux galeuses vénériennes.

Au premier étage, à la droite, étoit une salle de 44 pieds de longueur, 18 pieds de largeur et 12 pieds de hauteur : cette salle contenoit 26 lits pour 26 malades admises au traitement.

A la gauche, la salle située au-dessus de l'infirmerie étoit divisée en 3 parties ; elle avoit les mêmes dimensions que l'infirmerie, et étoit percée de 5 croisées. Les deux premières divisions contenoient

16 lits de moyenne grandeur ; dans l'une étoient les protégées, dans l'autre les femmes enceintes. Dans la troisième, il y avoit 8 grands lits à 6 et 8 malades ; elle contenoit jusqu'à 80 à 90 malades à-la-fois, quoiqu'elle n'eût que 24 pieds de longueur et 18 pieds de largeur.

Au deuxième étage, à la droite, étoit une seconde salle de traitement, de la même grandeur que la première, excepté qu'elle étoit en *mansarde* ; cette salle contenoit 24 femmes couchées seules.

Au troisième étage du grand pavillon voisin étoit un dortoir de 35 pieds de longueur, 30 pieds de largeur et 11 pieds de hauteur, occupé par 60 à 80 femmes envoyées de la Salpêtrière, et renfermées dans ce local, en attendant leur traitement.

Le nombre des malades, comparé à l'étendue des salles, est à peine croyable. On seroit tenté de révoquer en doute la possibilité de vivre avec une aussi petite quantité d'air, et d'une qualité si préjudiciable à la santé, si le fait n'étoit aussi notoire. Dans les salles d'expectans, la moitié des malades se couchoit depuis 8 heures du soir jusqu'à une heure après minuit ; et les autres depuis ce moment jusqu'à 7 heures du matin ; ainsi, ils avoient environ une moitié de la nuit de repos et de tranquillité.

Ce local étoit noir et tapissé de toutes espèces de

mal-propretés ; les croisées étoient clouées et ne donnoient jamais passage à l'air, parce qu'elles se fussent brisées en les ouvrant, beaucoup étoient murées, ce qui avoit transformé des salles de malades en cachots de criminels. Le carreau ne se voyoit plus tant il étoit couvert d'ordures ; les paillasses étoient remplies de paille qui n'avoit pas été renouvellée depuis plusieurs années ; les draps et les couvertures étoient en lambeaux, et tout leur tissu se trouvoit imprégné des matières excrémentielles des malades, et du pus qu'avoient fourni leurs ulcères ; les traversins n'étoient point couverts de toile, et la tête des malades de ce temps reposoit sur un coutil souillé des émanations sales et putrides de ceux qui les avoient précédés pendant plusieurs années.

Ces malades, au nombre de 200 à 250, n'étoient pas traités ; on se contentoit de panser superficiellement leurs maux extérieurs, et ils attendoient ainsi, pendant 6 mois, 9 mois et quelquefois un an, la faveur d'être reçus au traitement. Pendant une aussi longue expectation, le mal faisoit des progrès, de nouveaux symptômes se dévelopoient, les organes de la génération s'altéroient ; les uns étoient attaqués de gangrène, les autres de fièvres d'hopital, et la mort en emportoit un grand nombre.

Ces malheureux n'avoient personne pour pourvoir à leurs besoins ; on en prenoit quelques-uns pour soigner les autres, et on rapprochoit davantage leur admission. De tels infirmiers n'ayant aucune rétribution, faisoient payer chèrement leurs services à ceux qui en avoient besoin, et les plus malheureux qui n'avoient pas d'argent étoient abandonnés à eux-mêmes, et languissoient douloureusement sans aucuns secours.

Le régime étoit le même pour tous. Point de bouillon nourrissant pour ceux dont les forces étoient épuisées; point d'alimens légers pour ceux dont les organes digestifs étoient altérés; point de gradation dans la quantité d'alimens; point de choix dans la qualité. Les expectans avoient pour nourriture du pain bis, du fromage, du beure rance, et rarement de la viande : encore, les employés de ce département faisoient-ils commerce de ces alimens; ils achetoient à vil prix et de force aux pauvres malades leurs portions de viande lorsqu'il leur en étoit accordé, et ils les vendoient chèrement à ceux qui pouvoient payer, après les avoir fricassées avec la graisse du bouillon, qu'on avoit soin d'ôter avant de faire la distribution.

Les protégés ou les payans avoient seuls du vin, et les surveillantes en faisoient la répartition à leur gré. Les malades du traitement devoient recevoir une chopine de lait, et on ne leur en accordoit pas un demi-setier. Le gaspillage, les suppressions, les rapines les plus épouvantables, se commettoient sans beaucoup de mystère; l'intérêt le plus criminel spéculoit sur la misère et les privations des êtres les plus malheureux, comme si c'eût été un droit légitime.

On donnoit, de tems en tems, des sorties aux expectans pour vaquer à leurs affaires. Par la suite, on accorda ces sorties pour laisser les malades respirer un meilleur air. Ces permissions de sortir si utiles aux malades, étoient une source d'abus; leurs vivres étoient donnés par la cuisine générale, mais ils ne parvenoient pas jusqu'aux malades; on les faisoit sortir avant le déjeûner, et ils ne rentroient qu'après la distribution du souper. Ces sorties, journée commune, étoient de 15 à 20 malades; plusieurs vendoient les chemises que la maison leur avoit données, et en recevoient facilement d'autres, parce que le linge n'étoit pas donné en compte, et alors les surveillans n'y portoient aucune attention. Il a été constaté que, dans l'espace d'une année, 600 chemises avoient été perdues dans ce département.

On commençoit un traitement tous les deux mois; on recevoit à chaque traitement 56 hommes et 50 femmes. Il y avoit trois classes de malades: la première comprenoit les protégés, la seconde les plus anciens inscrits, la troisième les plus malades: la classe des protégés étoit la plus nombreuse, parce qu'elle étoit formée de tous ceux que des autorités supérieures envoyoient, de tous ceux que l'importunité des gens en place, que les sollicitations de l'amitié, que des considérations d'intérêt personnel présentoient en foule. A raison de toutes ces protections, le malheureux se trouvoit repoussé de la piscine salutaire, et périssoit souvent, ou du désespoir dans lequel le jettoit l'affreux abandon qu'il éprouvoit, ou des maladies occasionnées par le virus qui le consumoit, ou par un air corrompu.

Tel étoit l'état des vénériens lorsque j'entrai à Bicêtre, au commencement de 1787. Tel, à-peu-près, il se continua pendant environ deux ans, malgré mes représentations, mes sollicitations, mes importunités. La formule ordinaire des réponses de l'administration étoit : *néant au mémoire*. Cependant la plupart des administrateurs étoient remplis d'envie de bien faire, étoient mus par un principe d'humanité ; mais ils avoient la simplicité comme la bonté de la nature : incapables de soupçonner dans les autres des sentimens indignes d'eux, ils se laissoient conduire aveuglément par deux ou trois meneurs qui ne suivoient que leurs passions et leurs intérêts.

L'espoir de faire le bien que j'avois sollicité inutilement pendant si long-tems, se réveilla enfin, lorsque j'appris la nomination à une place d'administrateur d'un homme chez qui je présumai que

la

la vertu alloit de pair avec le talent. M. Desyeux, actuellement professeur de chymie, étoit cet homme. Savant distingué, citoyen probe, administrateur zélé, il étudia et sut bientôt apprécier et seconder les bonnes intentions de ceux que dirigeoient la justice et l'humanité. Entré dans l'administration par le seul desir d'être utile aux malheureux, il employa tout pour y réussir. Par son zèle et par sa lutte continuelle contre la foule d'abus qu'il rencontroit à chaque instant, il parvint à les dissiper, en démasquant l'intrigue et en éclairant l'administration.

A peine M. Desyeux eut-il été nommé commissaire de Bicêtre, qu'il chercha à connoître tout le mal qui pouvoit être réformé, et toutes les innovations utiles que l'économie pouvoit permettre. Dans l'espace de quelques mois on enleva les ordures, on blanchit les murs, on arrêta les gaspillages, on donna un régime mieux approprié aux malades; la gravité du mal fut préférée à la protection lors des admissions au traitement; de nouvelles couvertures remplacèrent les mauvaises, on ouvrit les croisées qui étoient murées; on en perça de nouvelles où il fut jugé nécessaire; et le département des vénériens, quoique encore bien hideux, devint moins insalubre.

Peu de temps après le 14 juillet 1789, beaucoup de prisonniers ayant eu leur liberté, peu de malfaiteurs étant arrêtés, le département des prisons de Bicêtre fut vuide à moitié. La sévérité contre les filles publiques ne s'exerçant plus, elles furent en petit nombre. Cette circonstance nous procura une occasion bien précieuse de traiter presque tous les vérolés expectans : le nombre en fut porté à 100 par traitement, pour les hommes, et 50 pour les femmes. Cet arrangement eut lieu en 1790. Comme les galeux étoient entassés à-peu-près de même que les vénériens, en grand nombre dans un petit espace, on en traita une partie dans une salle de la prison.

C'est ainsi que pendant environ deux ans, un administrateur zélé, dont toutes les vues étoient dirigées vers le soulagement et la consolation de l'humanité souffrante, accueillit avec empressement tous les projets d'utilité qui lui furent présentés, s'appliqua à les perfectionner et à les faire adopter à une administration qui fut utile aux malheurex, quand elle fut bien dirigée, et qui, par ses bonnes actions présentes, fit oublier bien des erreurs passées (1).

(1) Je n'ai plus, depuis onze ans, de relation avec M. Desyeux ; mais son souvenir ne s'est jamais effacé de ma mémoire, et son humanité, sa bienfaisance ont toujours été chères à mon cœur. Nous avons eu, depuis lui, tant d'administrations, tantôt insignifiantes, tantôt bizarres, tantôt injustes, qu'alors la seule consolation de l'homme de bien reposoit dans des souvenirs.

Le sort des vénériens étoit amélioré; mais qu'il étoit éloigné d'être arrivé à sa perfection! Malgré les heureux changemens qu'il avoit été possible d'opérer, les membres du comité de mendicité de l'assemblée constituante ayant visité Bicêtre, virent avec la plus profonde douleur la position de ces malheureux, et résolurent de les faire jouir promptement d'un hopital qui leur étoit promis depuis si long-tems. De concert avec Cousin, (mort membre du sénat conservateur, en pluviose an 9), et alors officier municipal et chargé des établissemens publics, ils ordonnèrent l'achèvement de l'hospice projeté dans le local des Capucins. Cousin qui avoit vu Bicêtre dans tous ses détails, ou plutôt dans toute son horreur, employa tout son crédit pour accélérer ce travail qui ne tarda pas à être achevé.

A cette époque, l'administration des hopitaux passa de la municipalité au département; une commission administrative fut créée, ce qui suspendit momentanément la continuation des travaux. Cette commission fut heureusement composée d'hommes éclairés. L'un d'eux, Cousin, s'étoit déjà, comme nous venons de le dire, occupé avec activité de ces malades. Les autres, Cabanis, Aubry, Thouret, Montlinot, montrèrent le même zèle et mirent la dernière main à cet établissement.

Le transfèrement des malades de Bicêtre à l'hopital des Capucins eut lieu le 12 mars 1792.

Les ouvriers travaillèrent encore pendant environ 6 mois. On avoit d'abord transféré les femmes : le déménagement des hommes fut fait à la fin d'août.

Couvent des Capucins.

Au commencement du dix-septième siècle, une colonie du grand couvent des Capucins vint s'établir au fauxbourg Saint-Jacques, dans une maison qui leur fut donnée par une personne riche et pieuse. Bientôt cette maison fut reconnue trop petite pour en faire un monastère et ils cherchèrent à s'agrandir; ils obtinrent de l'intendant des eaux et forêts de France, la coupe de 30 arpens de bois dans la forêt de Caigne, qui étoit, je crois, le bois de Vincennes, et un don de 3,000 francs pour parachever les bâtimens et ouvrages de leur maison et couvent. Les constructions commencées en 1614, et achevées les années suivantes, servirent jusqu'en 1688. A cette époque, les religieux se trouvèrent encore trop à l'étroit, et sur leur demande, le parlement leur permit de construire un nouveau monastère, ou plutôt d'agrandir l'ancien. Il étoit résulté de ces dernières constructions un vaste bâtiment; il y avoit un grand enclos, et le site étoit très-agréable et très-salubre. En 1784, la maison n'étoit plus occupée que par un petit nombre de moines. L'ordre fut donné de les réunir à ceux de la Chaussée-d'Antin, et fut mis à exécution après quelque résistance de leur part.

M. Colombier, médecin-inspecteur des hopitaux, fut chargé de surveiller et d'organiser cette maison pour en faire un hopital utile. M. St.-Far en fut nommé l'architecte. Les travaux furent commencés avec beaucoup d'activité; les bâtimens s'élévèrent avec rapidité; mais les premiers fonds
épuisés, on eut des difficultés à s'en procurer 1787.
d'autres. On soupçonna des dilapidations; des intérêts particuliers vinrent bientôt étouffer l'intérêt public, et le travail fut suspendu.

Madame Necker, épouse du ministre de ce nom, ayant vu les femmes imbécilles et épileptiques de la Salpêtrière entassées dans de petits greniers très-mal-sains, fit demander par son mari un prompt transfèrement de ces malheureuses dans un autre endroit. La maison des Capucins, quoique destinée aux vénériens n'étant pas encore prête à les recevoir, mais ayant une portion susceptible de servir d'habitation provisoire, fut choisie à cet effet. On paracheva ce qui ne l'étoit pas encore, et au bout de quelques mois, 200 de ces femmes vinrent l'habiter. Elles y sont restées jusqu'au mois de mars 1792.

Jettons un coup-d'œil sur la position, le local, les distributions et l'organisation de cet établissement.

Hopital des Capucins.

L'hopital des vénériens est situé au midi de

Paris, dans le fauxbourg Saint-Jacques, à-peu-près sur le sommet applati d'une montagne assez rapide du côté du nord et du levant, moins au couchant et à peine sensible au sud. Il est masqué immédiatement au couchant par les maisons du fauxbourg Saint-Jacques, et au nord par le Val-de-Grâce; mais ici, il y a une place d'environ 50 mètres, appellée le Champ des Capucins, intermédiaire entre ces deux établissemens. Le levant et le midi répondent à de vastes jardins clos de murs peu élevés, qui n'interrompent ni la vue agréable de la campagne ni la libre circulation de l'air.

Il n'y a dans les environs aucuns dépôts d'immondices; on n'y trouve aucunes usines qui puissent altérer la pureté de l'atmosphère. A la vérité, la rivière de Bièvre circuite au bas de la montagne sur laquelle nous avons dit qu'étoit placé l'hopital, du côté de l'est et un peu est-sud. Là, elle a peu de pente, elle coule lentement, elle est détournée, troublée, suspendue dans son cours par un grand nombre de moulins, de tanneries, de manufactures; là, elle est vâseuse et chargée de toutes les matières étrangères provenantes du linge qu'on y blanchit en grande quantité, des peaux qu'on y prépare et des *lessives* de l'amidon qu'on y répand; mais cette rivière en est éloignée d'environ 1,500 mètres, et l'espace à parcourir est interrompu, à chaque instant, par des murs de jardins, par des arbres et arbustes qui ne permettent pas à cet air grossier et rampant d'arriver jusqu'au sommet de la montagne.

Le domaine des Capucins étoit composé d'environ 20 arpens de terres clos de murs. Lorsque le couvent fut supprimé, le gouvernement en aliéna plusieurs arpens au profit de quelques propriétaires voisins, au profit de l'hospice Saint-Jacques, et en accorda, pour faire un jardin, à l'inspecteur et garde des archives des carrières sous Paris. La nation en vendit encore en l'an 4, environ 6 arpens. Maintenant ce qui en reste à l'hopital forme un total de 8 à 9 arpens, dont presque moitié pour cours, chantier et bâtimens, et l'autre moitié pour jardin.

L'hopital est divisé en 3 départemens : l'un pour les hommes ; l'autre pour les femmes, et le troisième pour les nourrices.

On en trouve l'étendue, les dimensions et les rapports dans le tableau et la gravure ci-joints.

Toutes les salles ont un grand et libre courant d'air, étant toujours percées de deux côtés opposés. S'il y a 3 petites salles notées comme n'ayant de croisées que d'un côté, c'est parce qu'il y a un corridor pratiqué pour la facilité du service, et alors les croisées du corridor se trouvant vis-à-vis les portes, il en résulte la même facilité de renouveller l'air.

Aucun des bâtimens n'est adossé à l'autre ; ils sont tous séparés par d'assez grandes cours, et plusieurs sont ouverts sur des jardins et sur la campagne.

Il y a une grande et belle salle de bains dans le local des hommes, qui contient 18 baignoires, et une plus petite dans celui des femmes, qui n'en contient que 12.

Les cours de service sont pavées, ce qui donne plus de facilité à les tenir propres.

Les cours qui servent de promenade aux malades sont plantées, depuis 1793, de tilleuls qui donnent un ombrage sain et agréable : le milieu a été semé et entretenu de gazon.

L'eau dont on se sert pour les bains, la cuisine et la pharmacie, est de l'eau d'Arcueil : elle arrive du réservoir commun de l'Observatoire par un acqueduc qui se termine à l'hopital Saint-Jacques, où il fournit l'eau nécessaire, et auquel s'adapte un conduit de plomb qui va la verser dans un bassin couvert situé au-dessous du local des nourrices. Une pompe la puise dans ce bassin et la porte dans deux réservoirs, dont un plus petit donne l'eau pour les bains des femmes, et l'autre plus grand fournit les bains des hommes, la pharmacie, la cuisine et les employés.

Cette eau contient, en dissolution, de la sélénite ou carbonate de chaux en grande quantité.

Au commencement de l'établissement, on fit venir de l'eau de la Seine; mais, comme cet approvisionnement étoit difficile et dispendieux, on fit des expériences de comparaison, et il en résulta que la tisanne passoit également bien aux malades, et que les légumes secs étoient presqu'aussi promptement cuits. En conséquence, on s'en tint aux eaux d'Arcueil. Sans doute s'il étoit aussi facile de se procurer de l'eau de rivière, il faudroit la préférer; mais dans l'état actuel des choses on peut s'en passer.

Dépense.

Le traitement est tout gratuit; la dépense est payée, comme celle des autres hopitaux, par le produit de l'octroi de bienfaisance. Lors de la création de l'hopital des Vénériens, on avoit affecté pour chaque année, une somme de 90,000 livres, dont 30,000 livres pris sur les biens des pelereins de Saint-Jacques, et déjà affectés aux nourrices gâtées, et 60,000 livres prises sur la caisse de l'hopital-général.

On agita beaucoup, dans ce tems, la question de savoir, s'il y auroit un local pour les malades aisés qu'on feroit payer; j'étois bien d'avis qu'un pareil établissement isolé étoit très-avantageux et pour le gouvernement et pour les malades. Je l'ai proposé plusieurs fois depuis; mais j'ai toujours pensé qu'il seroit très-impolitique d'avoir dans le même hopital des pensionnaires et des indigens; parce qu'il pourroit arriver que la portion des indigens fût altérée en faveur des pensionnaires; parce que, dans le cas où la chose ne fût pas, on la soupçonneroit. Les abus que j'ai vus à Bicêtre, dans le département des pauvres, où il y avoit des pensionnaires, m'ont toujours fait regarder comme un grave inconvénient d'avoir deux espèces de régime dans le même hopital.

Espèces de maladies.

On ne reçoit à l'hopital que des malades attaqués de virus vénérien; ils y sont également reçus, quoique la vérole soit compliquée d'autres maladies; il y a pour chaque sexe une salle particulière, dans laquelle on traite ceux qui ont en même tems la galle.

Rapport des deux sexes.

Les deux sexes sont absolument isolés, tant pour les salles que pour les promenoirs; ils ne peuvent avoir de communication, ni par la vue, ni par la parole; les croisées sont garnies du côté correspondant, de persiennes fixes dirigées vers le ciel: un grand chantier sépare les deux bâtimens.

Classement des malades.

A raison de la multiplicité des salles, on peut classer les malades suivant leur âge et leur manière d'être, suivant les complications et les accidens de la maladie.

Mode d'admission.

Les malades sont reçus un jour convenu chaque semaine. Le chirurgien en chef les visite dans un local destiné à cet usage ; il donne un certificat de maladie, et l'administration autorise l'admission à l'hopital sur le même certificat qui est ensuite enregistré.

Dans l'intervalle d'une réception à l'autre, le chirurgien en chef est autorisé à admettre provisoirement ceux qui arrivent des départemens, ou ceux qui ont des maladies trop graves pour attendre (1).

---

(1) Le mode de réception a beaucoup varié. Lorsque les malades étoient traités à Bicêtre, ils n'y étoient admis qu'avec un certificat du chirurgien en chef de l'Hotel-Dieu, visé par le Lieutenant de Police : cette admission ne s'étendoit qu'à la salle des expectans ; l'admission dans les salles de traitement étoit soumise à d'autres conditions, comme on l'a vu précédemment.

La première année de la création de l'hopital actuel, le chirurgien en chef faisoit la réception dans un bureau particulier, et ses certificats étoient portés à l'Administration pour y être visés et enregistrés.

Au mois de 1793, un arrêté de la Municipalité, pris d'après le rapport du Cit. Thouret, ordonna que cette réception auroit lieu dans une des chambres du bureau de l'Administration, une fois par décade, d'après l'établissement du nouveau calendrier, et qu'elle seroit faite par le chirurgien en chef.

L'Administration, par une délibération du mois de fructidor an 8, ordonna que les malades seroient visités et reçus à l'hopital des Vénériens ; que ces réceptions auroient lieu deux

Service de santé.

Le service de santé est fait par un médecin, par un chirurgien en chef, deux chirurgiens sous-chefs et cinq élèves; par un pharmacien en chef et deux élèves.

Médecin.

Le médecin est chargé du soin des nourrices et des enfans; de deux infirmeries, une chez les hommes et l'autre chez les femmes, dans lesquelles sont admis les malades attaqués de maladies internes pendant leur séjour à l'hopital.

L'un des chirurgiens sous-chef accompagne le médecin, et fait le service avec lui.

Chirurgien en chef.

Le chirurgien en chef est chargé de la réception et du traitement des malades vénériens.

Sous chefs

L'autre chirurgien sous-chef et nommé par l'administration, suppléant du chirurgien en chef, fait le service avec lui et sous sa direction.

Elèves.

Les élèves-chirurgiens écrivent les prescriptions, préparent les appareils et font des pansemens.

Pharmaciens.

Les pharmaciens écrivent les prescriptions, préparent les médicamens simples, et font toutes les distributions de leur compétence.

---

fois par décade pour chaque sexe, c'est-à-dire les 1 et 5 pour les femmes, et les 4 et 9 pour les hommes.

Le frimaire an 10, l'Administration vient de créer un bureau de réception pour tous les malades des différens hospices et pour les vénériens.

La visite du chirurgien en chef commence à 6 heures en été et à 7 en hiver.

Visite.

Un élève en chirurgie et un élève en pharmacie écrivent en même-tems les prescriptions, l'un sur une feuille volante, qui contient d'un côté les médicamens, et de l'autre les alimens pour la facilité du service; l'autre sur un cahier qui est conservé pour rappeller le lendemain les ordonnances du jour : il y en a un pour les jours pairs, l'autre pour les jours impairs.

Pansement.

Le pansement des malades est fait en même-tems que les médicamens sont ordonnés; ces médicamens sont contenus dans deux colonnes, dont une pour ceux qui servent à l'extérieur, et une pour ceux qui servent à l'intérieur.

Les infirmiers sont tous présens pour donner aux malades les potions, opiats ou pilules qui ont été prescrites la veille.

Tenue des folios et des registres.

Chaque malade a au-dessus de sa tête un papier, sur lequel on a écrit son nom, son âge, son état, les symptômes de sa maladie, ceux qui ont eu lieu antérieurement, et le jour de son entrée. On y porte ensuite, successivement, la quantité et l'espèce de médicamens qui lui ont été administrés, les variations de la maladie en bien ou en mal, et sa terminaison. Le contenu de cette feuille est transcrit sur un registre.

Leçons de clinique.

Après sa visite et ses pansemens, le chirurgien en chef fait ses leçons de clinique dans un amphithéâtre placé à portée des deux départemens, et les malades qui ont des maladies intéressantes y sont menés.

Le professeur donne des leçons de théorie dont les principes sont établis sur les faits présens que les élèvent voient et constatent. Chacun de ces étudians est chargé d'un ou de plusieurs malades ; ils rappellent toutes les maladies, tous les accidens qui ont eu lieu antérieurement ; ils décrivent, avec le plus scrupuleux détail, tous les symptômes présens ; ils tiennent une note exacte et du traitement administré et des variations de la maladie ; en même-tems qu'ils lisent leurs observations les malades qui en sont le sujet sont présens.

Consultations gratuites.

Le chirurgien en chef donne ses consultations aux malheureux, qui se présentent en assez grand nombre (1).

(1) Depuis neuf ans, je donnois des consultations gratuites et souvent des médicamens ; le Cit. Duchanoy, qui a donné des preuves multipliées d'un zèle infatigable depuis qu'il est administrateur, me proposa, à la fin de l'an 8, de régulariser ces traitemens ; dans l'espace de seize mois, j'ai traité 159 malades, et je n'ai dépensé pour cela qu'environ 300 liv. : encore en est-il plusieurs qui ont été traités par les sudorifiques, médicament qui est cher depuis un an.

Il n'y a de visite le soir que pour quelques malades dont la gravité de la maladie l'exige, ce qui n'est pas fréquent.

Un des élèves en chirurgie est de garde à tour de rôle; il se porte dans les salles où il est appellé; il fait les pansemens du soir, et fait faire en sa présence les frictions qui sont employées pour combattre la vérole ou la galle.

Médicamens.

Les médicamens anti-vénériens sont tirés de la classe des végétaux, et sur-tout de la classe des minéraux; la classe animale fournit bien l'ammoniac, ou alkali volatil, qui a été annoncé comme remède anti-siphilitique; mais ce médicament est abandonné depuis très-long-tems.

Les médicamens végétaux les plus accrédités sont ceux qu'on appelle sudorifiques, et parmi eux la salsepareille tient le premier rang. Les plantes apéritives, les chicoracées, les anti-scorbutiques, les purgatives, les émétiques, les narcotiques, sont souvent employées.

On prend dans la classe des minéraux le mercure et ses différentes combinaisons; il y en a néanmoins d'autres dont on fait usage comme auxiliaires, tels que le tartrite antimonié de potasse, le sulfate de soude, les préparations d'antimoine, la potasse fondue, etc.

Méthode de traitement.

Les trois méthodes de traitement les plus en usage, sont la dissolution du muriate sur-oxigéné de mercure, le mercure en frictions et les sudorifiques : en seconde ligne, on trouve le muriate de mercure doux, les pilules mercurielles, etc.

Bains.

Tous les malades prennent des bains chauds en plus ou moins grande quantité, suivant que l'exigent leur constitution et l'état de la maladie.

Régime.

On donne les alimens à 3 époques de la journée: à 9 heures pour le déjeûner, à une heure pour le dîner, et à 5 heures pour le souper.

La portion entière consiste en 5 quarterons de pain, une demi-livre de viande cuite, un demi-setier de bouillon, et un demi-setier de lait pour le déjeûner. Tous les deux jours, en place de viande, les malades ont des légumes secs en hiver, comme haricots, lentilles, etc.; et des verts en été, comme épinards, carottes, haricots-tendres, etc.

La portion décroissante, portée à la demie ou au quart, ne subit de diminution que sur le pain, la viande et les légumes : le bouillon, au contraire, est augmenté. Ainsi, celui qui est à la demie a deux bouillons ; celui qui est au quart, trois bouillons : quand il n'y a que diète des solides, on donne quatre bouillons ; il y a aussi la diète absolue, dans laquelle on n'accorde pas même de bouillon.

Comme

Comme les malades ne sont pas toujours dans le cas de manger de la viande ou des légumes secs, on leur donne en place, tantôt des œufs, tantôt des pruneaux, tantôt du riz ou du gruau.

Du lait ou de la bouillie faite avec le lait, sont distribués pour le déjeûner : ce n'est pas qu'on soit persuadé que le lait soit nécessaire pour favoriser l'action du mercure ; il y a long-temps que ce préjugé est dissipé ; mais on en a continué l'usage, parce que c'est un aliment doux, qui se digère bien, et qui n'est pas plus cher qu'un autre. Alimens.

On ne donne du vin qu'aux nourrices et aux malades des infirmeries ; il en est rarement accordé à ceux des salles.

Quoique la mortalité ne soit que d'un sur 47 ½, cette proportion doit paroître trop rapprochée à ceux qui savent combien il est rare que la maladie vénérienne tue les malades ; mais l'on cessera d'être surpris lorsqu'on saura, 1°. que la moitié des malades qui meurent avoient des maladies dégénérées, dans le traitement desquelles aucune espèce de médicamens anti-vénériens n'a été employée, telles que squirres, cancers de la matrice, cancers de la verge ou des testicules, ulcères cancéreux de l'anus, etc. ; 2°. que plusieurs malades sont envoyés des autres hopitaux, avec des maladies internes très-graves, mais parce qu'il y a apparence de maladies vénériennes ; 3°. que malgré la salubrité des Mortalité salles il y a quelque fois des fièvres adinamiques, des fièvres ataxiques, des gangrènes extérieures, qui emportent un assez grand nombre de malades.

Rapport du nombre des morts, avec le nombre des entrées dans l'hopital des Vénériens, pendant 10 ans moins 5 mois.

Années.	Hommes entrés.	Femmes entrées.	Hommes morts.	Femmes mortes.
1792.	525.	1,094.	6.	24.
1793 jusqu'au 21 Sep.	1,071.	980.	14.	36.
An 2e.	944.	1,271.	30.	32.
An 3e.	789.	979.	30.	19.
An 4e.	811.	1,345.	7	26.
An 5e.	931.	1,268.	25.	25.
An 6e.	1,058.	1,383.	22.	23.
An 7e.	994.	1,203.	24.	27.
An 8e.	1,091.	1,257.	20.	28.
An 9e.	1,128.	1,292.	20.	30.
Totaux.	9,342.	12,072.	198.	250.

Ainsi, en négligeant les fractions, la mortalité est pour les hommes, d'un sur 47; et pour les femmes, d'une sur 48.

L'administration est la même que celle des autres maisons de secours ; elle a beaucoup varié depuis la révolution : avant cette époque, elle étoit composée de l'archevêque de Paris, du président du Parlement, du procureur-général, et de 30 à 40 citoyens aisés retirés des affaires ou du commerce. Cependant on avoit pris dans cette nombreuse administration 4 membres qui devoient être spécialement chargés des vénériens. La municipalité de Paris en eut la haute surveillance à la fin de 1789. Au commencement de 1791, le directoire du département administra par l'intermédiaire d'une commission présidée par un de ses membres. Après le 10 août 1792, le directoire du département ayant été dissous, la commune de Paris administra, d'abord au moyen de la commission intermédiaire, ensuite directement par elle-même. Après le 9 thermidor, le département se chargea de nouveau de cette branche d'administration. Au commencement de l'an 3, le comité des secours de la convention nomma une commission générale pour l'administration de tous les secours publics, et une commission intermédiaire pour les hopitaux de Paris. Administration.

Au commencement de l'an 5, le corps législatif créa une commission administrative composée de 5 membres, mais sous la surveillance du bureau central, du département et du ministre de l'intérieur : cette commission a été renouvellée 5 à 6 fois, en tout ou en partie, pendant l'espace de 3 ans : elle a successivement eu les couleurs de révolution qu'avoient les autorités supérieures. Depuis environ un an, il y a un Conseil d'administration qui fait les réglemens, ordonne les réformes, prescrit les améliorations, balance les dépenses avec les recettes, etc. et une Commission administrative qui donne connoissance des abus, indique les améliorations, fait exécuter les arrêtés du Conseil, etc. Ces deux autorités se réunissent souvent pour concourir ensemble à la confection des actes d'administration : tous ces actes doivent être homologués au ministère de l'intérieur.

Chef ou Econome.

Le chef de la maison a le titre d'économe. (On l'a changé en agent de surveillance ; le titre d'économe va probablement lui être restitué).

Il est chargé de surveiller l'emploi de tout ce qui est en usage dans l'hopital ; rien ne peut être délivré sans son autorisation, sur la demande par écrit qui en détermine l'usage ; la comptabilité est toute sous sa main ; il tient un état détaillé de la consommation ; il a des registres pour l'entrée et la sortie, la naissance et la mort des malades ; il est chargé de la police de la maison ; tous les employés lui rendent compte de leurs services respectifs ; il est aidé par un commis aux écritures.

Cette place est occupée depuis le commencement de 1793, par M. Boyeldieu, dont la moralité, l'esprit d'ordre, les principes d'économie et l'humanité sont au-dessus de tout éloge.

Le commis écrit sous la dictée ou d'après les données de l'économe ; il vérifie les feuilles de visite ; il tient les registres, et remplit les fonctions que l'économe lui délègue. Commis.

Il y a deux inspecteurs ou infirmiers en chef; l'un pour le département des hommes, l'autre pour celui des femmes. (A présent c'est une surveillante). Ils distribuent les folios aux malades qui entrent, et les reprennent lors de leur sortie; ils assistent à la visite du chirurgien en chef; ils font la distribution des alimens; ils veillent à la tranquillité; ils inspectent le service des infirmiers; ils ordonnent tout ce qui est nécessaire pour le service des malades, la propreté des salles et la conservation des meubles. Inspecteurs.

Une surveillante est chargée des femmes nourrices, de la cuisine, de la lingerie et des magasins, pour faire la distribution sur les bons visés par l'économe. Surveillante.

Les infirmiers et gens de service employés auprès des malades sont au nombre de 12 pour les Infirmiers.

hommes, de 9 pour les femmes, et 3 pour les nourrices.

Portiers.

Il y a un portier à la porte d'entrée de l'hopital, et un à la porte d'entrée de chacun des départemens; leurs fonctions sont d'empêcher la sortie des malades, la sortie des effets ou des alimens de l'hopital; de s'opposer à l'entrée des étrangers dans les salles, à l'introduction d'alimens ou de liqueurs; d'appeller les malades au parloir quand on vient les voir, etc.

L'hopital des Vénériens s'est soutenu en bon état pendant les époques les plus désastreuses de la révolution; la tranquillité, la subordination y ont été bien rarement troublées; il ne faut pas craindre de le dire, parce que c'est une vérité trop évidente pour que la modestie cherche à la cacher, ce bon ordre a été dû au zèle et au dévouement sans bornes des chefs; ils l'ont entretenu aux dépens de leurs places, de leurs libertés, de leurs vies (1); ils

(1) A la fin de l'hiver an II, le chirurgien en chef renvoya un malade qui avoit commis des malpropretés dans les salles, et qui y avoit jetté le trouble. Le malade fut porter plainte au comité révolutionnaire de la section des Amis de la Patrie, qui envoya des commissaires pour l'arrêter. Ce chirurgien, heureusement, étoit absent en ce moment. Averti à tems, il fut trouver l'Administration, qui se chargea de modérer le zèle du comité révolutionnaire; elle étoit alors composée des citoyens Danjou et Magendie : on leur a fait des reproches sur

en ont quelque fois reçu des récompenses bien douces, par les témoignages de contentement et d'approbation que leur ont donnés plusieurs personnes en place supérieure; mais, s'ils avoient été susceptibles de s'affecter des méfiances, des per-

---

leurs opinions et sur leur administration. Je n'examine pas s'ils sont fondés; ce que je sais, c'est que le chirurgien en chef leur dut la liberté, et peut-être la vie.

En l'an 5, des femmes furent conduites à la police correctionnelle, parce qu'elles avoient injurié et frappé leurs chefs, ainsi que plusieurs de leurs camarades très-malades; le chirurgien en chef les avoit renfermées dans un passage, en attendant l'arrivée du commissaire de police. Le tribunal renvoya ces femmes absoutes, donna une mercuriale à l'inspecteur qui avoit osé se plaindre d'avoir été injurié et frappé, et le commissaire du gouvernement près le tribunal écrivit au chirurgien en chef la lettre suivante.

« Le tribunal a entendu avec peine que vous vous permettiez » d'infliger des peines aux malades qui sont confiés à vos soins; » il a pensé que ce sont des actes arbitraires et tyranniques; il m'a » chargé, par son jugement, de faire cesser cet abus d'autorité.

» Je présume qu'il suffira de vous inviter à ne plus faire ce » que votre zèle vous a mal-à-propos suggéré ». Signé Fialin.

Le tribunal et son commissaire, sans se donner la peine d'en constater la réalité, avoient ajouté foi pleine et entière aux allégations d'une femme sans moralité, et qui avoit mis le trouble dans l'hopital.

En l'an 6, la destitution de l'économe fut prononcée par l'administration, pour lui avoir fait des représentations justes, sur des innovations déplacées qu'elle proposoit, mais motivée sur ce qu'il étoit royaliste.

sonnalités, de l'ingratitude de plusieurs autres; de quelles amertumes n'auroient-ils pas été abreuvés! Au surplus, quand on a fait au-delà de son devoir, par principe d'humanité, c'est une folie d'en chercher la récompense dans l'opinion et la conduite des hommes; elle doit se trouver toute entière dans la conscience.

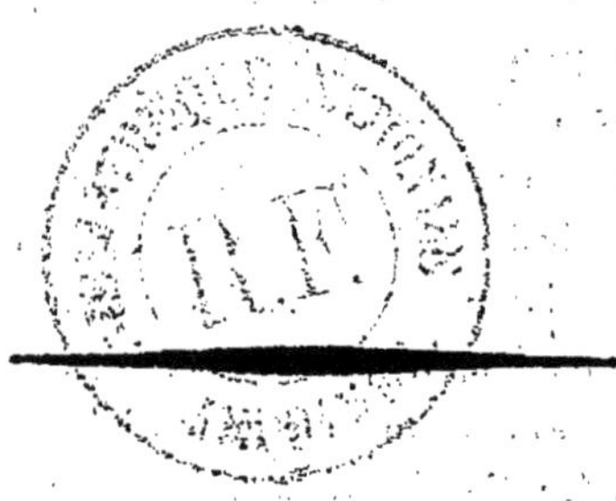

DIMENSIONS

L'HORIENS.

AR LE

NOMBRE DE

NORD.	AU M
— 10 —	—
— 10 —	—
— » —	—

haussée. Comme elle est fort large, ses le milieu par 9 pilliers, qui ont chacun l'épais.

r étage. — Idem, pour l'observation.

tte pièce reçoit son jour par des chassis for. Elle est au premier étage.

DIMENSIONS DES SALLES DE L'HOPITAL DES VÉNÉRIENS.

DÉNOMINATION ET ORDRE DES SALLES.	SALLES HABITÉES PAR LES HOMMES.								
	INDICATIONS DES				NOMBRE DE CROISÉES EXPOSÉES				
	LONGUEURS.	LARGEURS.	HAUTEURS.	LITS.	AU NORD.	AU MIDI.	AU LEVANT.	AU COUCHANT.	
SALLES PREMIÈRE	16 t — 5 p — 2 po	5 t — » p — 2 po	1 t — 3 p — 3 po	— 72 —	— 10 —	— 9 —	— » —	— » —	Cette salle est au rez-de-chaussée. Comme elle est fort large, ses poutres sont soutenues dans le milieu par 9 pilliers, qui ont chacun 1p 6po de face et 1p 8po d'épais.
SALLES DEUXIÈME	16 — 5 — 2	5 — » — 2	1 — 4 — 11	— 67 —	— 10 —	— 9 —	— » —	— » —	Cette pièce est au premier étage. — Idem, pour l'observation.
SALLE 3e. divisée en 6 pièces. Pièce 1ère.	2 — 3 — 10	2 — 3 — 4	1 — 4 — 3	— 6 —	— » —	— » —	— 2 —	— » —	Du côté du couchant, cette pièce reçoit son jour par des chassis vitrés qui sont sur un corridor. Elle est au premier étage.
— 2e.	2 — 4 — 6	2 — 3 — 3	1 — 4 — 3	— 6 —	— » —	— » —	— 2 —	— » —	Premier étage.
— 3e.	3 — 1 — 5	2 — 4 — 5	1 — 1 — »	— 6 —	— » —	— » —	— 2 —	— 2 —	Deuxième étage.
— 4e.	3 — 1 — 5	2 — 3 — 9	1 — 1 — »	— 7 —	— » —	— » —	— 2 —	— 2 —	Deuxième étage.
— 5e.	3 — 5 — 4	3 — 1 — 6	1 — 1 — »	— 8 —	— » —	— » —	— 3 —	— 3 —	Deuxième étage.
— 6e.	5 — » — 6	3 — 1 — 5	1 — 1 — »	— 11 —	— » —	— » —	— 4 —	— 4 —	Deuxième étage.
INFIRMERIE DE CHIRURGIE. Pièce 1ère.	3 — 5 — 4	2 — 3 — 3	1 — 4 — 3	— 6 —	— » —	— » —	— 3 —	— » —	Cette pièce est au premier étage. Du côté du couchant, elle est rétrécie de 6p sur une longueur de 2t 5p, par un bûcher et une armoire de pharmacie.
— 2e.	3 — 1 — 5	2 — 4 — »	1 — 4 — 3	— 6 —	— » —	— » —	— 2 —	— 2 —	Premier étage.
— 3e.	3 — 1 — 5	2 — 2 — »	1 — 4 — 3	— 5 —	— » —	— » —	— 2 —	— 2 —	Premier étage.
INFIRMERIE DE MÉDECINE.	8 — 3 — 8	3 — 1 — 3	2 — » — 9	— 16 —	— 4 —	— 4 —	— » —	— » —	Premier étage.
TOTAUX.	73 — 3 — 2	37 — 4 — 6	19 — » — 2	— 216 —	— 24 —	— 22 —	— 22 —	— 15 —	

	SALLES HABITÉES PAR LES FEMMES.								
SALLES PREMIÈRE	16 t — 2 p — 6 po	3 t — » p — 6 po	1 t — 5 p — 6 po	— 43 —	— 11 —	— 10 —	— » —	— » —	Cette salle est au rez-de-chaussée. On trouve à un de ses angles une petite chambre d'une t 4p de long, sur une t 1p 8po de large. Ses dimensions sont comprises dans celles de cette salle.
SALLES DEUXIÈME	14 — 5 — »	3 — » — 9	1 — 5 — 6	— 48 —	— » —	— » —	— 10 —	— 10 —	Cette pièce est au rez-de-chaussée.
SALLES TROISIÈME	20 — » — 8	3 — 1 — »	1 — 4 — 10	— 56 —	— 11 —	— 12 —	— » —	— » —	Cette salle est au premier étage. La chambre qui est à un de ses angles a 2t 1p de longueur, sur une 1t 1p de largeur.
SALLES QUATRIÈME	14 — 5 — 4	3 — 1 — 3	1 — 4 — 11	— 48 —	— » —	— » —	— 10 —	— 10 —	Premier étage.
INFIRMERIE DE MÉDECINE.	4 — 5 — »	3 — 1 — 2	1 — 4 — 9	— 12 —	— » —	— » —	— 3 —	— 3 —	Premier étage.
INFIRMERIE DE CHIRURGIE. Pièce 1ère.	4 — 5 — 6	3 — 1 — 2	[illegible] — 4 — 9	— 11 —	— » —	— » —	— 3 —	— 3 —	Premier étage.
— 2e.	3 — 3 — 8	3 — 1 — 2	1 — 4 — 9	— 8 —	— » —	— » —	— 2 —	— 1 —	Premier étage.
TOTAUX.	77 — 3 — 6	22 — 1 — »	12 — 5 — »	— 226 —	— 22 —	— 21 —	— 28 —	— 27 —	
TOTAUX GÉNÉRAUX.	151 — » — 8	59 — 5 — 6	31 — 5 — 2	— 442 —	— 46 —	— 43 —	— 50 —	— 42 —	

www.ingramcontent.com/pod-product-compliance
Ingram Content Group UK Ltd.
Pitfield, Milton Keynes, MK11 3LW, UK
UKHW020315220726
13923UKWH00003B/1162